Tomatensoße als Rauschmittel? Amphetamine im Lebkuchen? Hopfen mit Morphinwirkung? – Psychotrope Alkaloide und Amine sind in der Pflanzenwelt recht verbreitet. Zahlreiche Lebensmittel enthalten daher solche Stoffe, natürliche Drogen, und das Wissen darum ist seit jeher die Grundlage der Kochkunst gewesen.

Inzwischen interessiert sich auch die Lebensmittelforschung für die chemischen Prozesse, die bei der Zubereitung oder beim Stoffwechsel solcher Lebensmittel ablaufen. Denn der Appetit des Menschen wird wesentlich davon beeinflusst. Spezifische Rezepturen und aufwendige Verfahren dienen häufig dazu, opiatwirksame Stoffe zu erzeugen – egal, ob es sich um Lebkuchen oder eine italienische Tomatensoße handelt, um Pilzgerichte oder Wurstwaren, um Fruchtsäfte oder Cola. Und oft kommt es auf die richtigen Gewürze an. In vielen Kulturen gelten Rauschmittel als normale Nahrung, und noch der Bayer spricht von flüssigem Brot, wenn er sein Bier meint. Denn Bier enthält Hopfen. Und das darin enthaltene «Hopein» wirkt ähnlich wie ein Morphin.

Dieses Buch gibt einen umfassenden Überblick über die zahlreichen stimmungsbeeinflussenden und vor allem stimmungshebenden Stoffe in unserer täglichen Nahrung. Angaben zu den Autoren finden sich am Ende des Bandes.

Udo Pollmer (Hg.)

Andrea Fock,
Jutta Muth,
Monika Niehaus,
Udo Pollmer

Opium fürs Volk

Natürliche Drogen
in unserem Essen

Rowohlt Taschenbuch Verlag

3. Auflage Juli 2011

Originalausgabe
Veröffentlicht im Rowohlt Taschenbuch Verlag,
Reinbek bei Hamburg, Oktober 2010
Copyright © 2010 by Rowohlt Verlag GmbH,
Reinbek bei Hamburg
Umschlaggestaltung ZERO Werbeagentur, München
(Umschlagfoto: © FinePic, München)
Satz aus der Kepler MM, PostScript, InDesign,
bei Pinkuin Satz und Datentechnik, Berlin
Druck und Bindung CPI – Clausen & Bosse, Leck
Printed in Germany
ISBN 978 3 499 62635 7

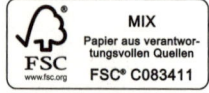

Das für dieses Buch verwendete FSC®-zertifizierte Papier
Classic liefert Stora Enso, Finnland.

Vorwort 7

Scharf auf Gewürze: Die Macht von Muskatnuss,
Pfefferkorn und Chilischote 9

Von Quarkjunkies und Krümelmonstern:
Exorphine 40

Drogen im Brot:
Das Mysterium des Abendlandes 49

Der Stoff, aus dem die Träume sind:
Amine, Alkaloide und Amphetamine 57

Lockruf des Waldes:
Von Göttern, Berserkern und Hippies 67

Bockbier vom Blocksberg:
Wenn nachts die Schatten wachsen 81

Die Betelnuss:
Suchtexperten sehen rot 93

8
Poseidons Zombies:
Nichts für schwache Nerven 98

9
Verführerische Früchtchen:
Gutbürgerliche Drogenküche 106

10
Mohn –
die Mutter aller Drogen 122

11
Alkohol –
der Vater des Rausches 136

12
Wenn die Rauschgoldengel kiffen:
Frohes Fest! 157

13
Nur für Gourmets:
Gartenfrisches Grünzeug 169

Schlusswort 177
Literatur 180
Abbildungsnachweise 214
Register 215
Zu den Autoren 222

Vorwort

«Nach einem guten Essen kann man jedem verzeihen, sogar der eigenen Verwandtschaft», sinnierte schon der anglo-irische Spötter Oscar Wilde. Was aber macht ein gutes Essen aus? Die Vorfreude auf den Genuss, die Befriedigung beim Essen, die Genugtuung, beim Nachtisch angenehm gesättigt zu sein, und das entspannte Lebensgefühl nach einer Mahlzeit. Dieses Vergnügen verschafft uns die Kochkunst. Sie besteht nicht nur aus der Wahl der richtigen Gewürze. Wichtiger noch ist die korrekte Zubereitung. Sie ist das Ergebnis eines über Generationen weitergegebenen Erfahrungsschatzes, oftmals komplizierter Verfahren, die als kulturelle Leistung sich bis heute neben der Naturwissenschaft behaupten konnten. Die handwerkliche Küche hat trotz des raschen technischen Fortschritts ihre Verfahren bis zum heutigen Tag pflegen können, einfach deshalb, weil hinter dem Genuss Geheimnisse liegen, die erst allmählich von den Naturwissenschaften erahnt und aufgedeckt werden. Für den einen mögen ihre Ergebnisse Abgründe beschreiben, für den anderen sind sie ein Grund unbeschreiblicher Freude.

In diesem Buch wird zum ersten Mal der Versuch unternommen, das weitverstreute Wissen über die «Glücksbringer» in unserem Essen aus den vielen Fachgebieten wie Pharmazie, Lebensmittelchemie und Physiologie zusammenzutragen und daraus ein neues Bild von der Ernährung des Menschen zu zeichnen. Endlich erhält die berühmte «Physiologie des Geschmacks» eine fachliche Grundlage, eine Untermauerung, von der Brillat-Savarin nur träumen konnte. Fachsprachlich geht es um die Psychopharmakologie der Ernährung. Und dabei geht es nicht so sehr um Salz, roten Pfeffer und Bärlauch. Denn für das Glück des Genießers sorgen vor allem psychotrope Wirkstoffe, gemeinhin «Drogen» genannt. So findet man Amphetamine in Wurst und Glühwein, Antidepressiva im Safran, Stimmungsmacher wie β-Carboline im Ketchup. Und selbst der harmlos scheinende Salat hat's in sich, gewisse Sesquiterpene nämlich. Sein getrockneter Saft wurde in den Apotheken einst als Opiumersatz gehandelt.

In diesem Buch möchten wir Sie mitnehmen auf eine Reise durch das faszinierende «Innenleben» unserer Speisen, Kräuter und Gewürze. Wir machen Sie mit deren Chemie, Wirkung und oft wechselvollen Geschichte bekannt und zeigen Ihnen, was Gerichten jenen kulinarischen Pfiff verleiht, der unsere Sinne betört, unseren Gaumen beglückt und uns die Welt in rosigem Licht erscheinen lässt.

1

Scharf auf Gewürze

Die Macht von Muskatnuss, Pfefferkorn und Chilischote

Der Mensch ist das einzige Lebewesen, das seine Speisen würzt – und einen Koch auch mal fristlos vor die Tür setzt, wenn er es wagt, ihm wiederholt schlabbrige Suppen und fade Soßen vorzusetzen. Obwohl Gewürze wie der Pfeffer in Europa viele Jahrhunderte lang erheblich teurer waren als Getreide, Gemüse und sogar Fleisch, wurden sie in heute schier unvorstellbaren Mengen konsumiert. Es heißt, der Pro-Kopf-Verbrauch von Pfeffer sei im Mittelalter zehn- bis hundertmal höher gewesen als heute – zumindest bei denen, die es sich leisten konnten. «Pfeffersack» werden auch heute noch Bürger geschimpft, die das richtige Näschen für lukrative Handelswaren bewiesen haben. Warum aber weckt gerade das, was ohne jeden Nährwert ist, kulinarische Begierde, wieso fuhren die Menschen ausgerechnet auf exotische Gewürze wie Zimt, Safran oder Muskat ab? Hätten es nicht auch Kerbel, Kümmel und Kamillenblüten getan? Offenkundig nicht.

Die übliche Antwort «Weil gutgewürztes Essen besser schmeckt» hilft uns nicht wirklich weiter. Denn das teuerste aller Gewürze ist geschmacklich zugleich das lausigste: der Safran. Er riecht ein wenig nach Jodoform und schmeckt leicht bitter. Zwar färbt Safran alle Speisen hübsch sattgelb, doch mit Gelbtönen jeglicher Schattierung geizt die Natur sowieso nicht. Daher gab es schon immer erheblich billigere natürliche Lebensmittelfarben, wie die Gelbwurz (*Curcuma* ssp.) oder die Blüten der Färberdistel *(Carthamus tinctorius)*.

Safran macht fröhlich Geblüt

Bedenkt man seinen wenig aufregenden Geschmack, so ist der Aufwand, den man zur Gewinnung von Safran treibt, geradezu irrational hoch: Den Rohstoff liefern die Narben einer Krokusart *(Crocus sativus)*, die mit ihren hellvioletten Blüten unserer giftigen Herbstzeitlose ähnelt. Sie werden im Herbst einzeln per Hand aus den Kelchen geknipst. Ihr dürftiges Aroma entwickelt sich erst bei der Trocknung. Für die «billigste» Handelsqualität lässt man das Pflanzenmaterial einfach in der Sonne dörren. Um Spitzenqualitäten zu erzeugen, breitet man es auf Sieben aus, unter denen ein schwaches Feuer schwelt, oder auf Metallplatten, die von glühender Holzkohle erwärmt werden. Dabei verlieren die Narben etwa 80 Prozent ihres Frischgewichts, sodass man für ein Kilo Safran die Narben aus etwa 150 000 Blüten pflücken muss.

Safran ist seit Urzeiten in Gebrauch. Die Inder exportieren ihn seit über 5000 Jahren.[74*] 4000 Jahre alte kretische Keramik und Fresken im Palast von Knossos zeigen Safranrupfer bei der Arbeit.[13, 70] Das Wort selbst ist dem Arabischen bzw. Persischen

---

* Die Endnoten belegen die von uns benutzte Literatur und folgen den Listen am Ende dieses Buches kapitelweise. Deshalb folgen die Hochziffern nicht der üblichen Reihe von 1–x, sondern verweisen auf die jeweilige Nummer der Literaturliste.

entlehnt, von «za'faran» bzw. «safra» = gelb.[50] In Persien gehörten safrangefärbte Kleider zur typischen Tracht der Könige. Griechische Dichter kleideten ihre Heldinnen in safrangefärbte Kleider, ein guter Grund für die gebildeten Luxushetären Athens, die goldgelbe Farbe auch zu ihrem eigenen Markenzeichen zu erheben.[49] Im bekanntesten Kochbuch der Antike, den *Excerpta*, wird unter den Gewürzen, die den vollkommenen Koch auszeichnen, der Safran an erster Stelle genannt, gefolgt vom Pfeffer.[2] Warum fanden alle Völker, die dieses merkwürdigen Produktes habhaft wurden, einen solchen Gefallen daran?

Denn so langweilig Safran auch schmeckt, so giftig ist er. Um durch Safran zu Tode zu kommen, genügt nach Louis Lewin (1850–1929), einem der bedeutendsten Toxikologen und Mitbegründer der Toxikologie, manchmal schon die «längere Einatmung seiner flüchtigen Bestandteile». Er fährt fort: «Nach älteren Berichten sollen schwere Erkrankungen, selbst der Tod, durch zufälliges Schlafen auf oder bei frischem Safran herbeigeführt worden sein.»[37] Besonders Empfindliche wurden bereits beim Pflücken ohnmächtig. Andere Autoren beschreiben, dass bei Vergiftungen auch «heitere» Delirien und Rauschzustände auftreten.

Arzneikundige vergangener Jahrhunderte verglichen den Safran ausdrücklich mit Opium, nennen ihn gar «Opium für Kinder».[38] Nicht umsonst streckte man damit 2000 Jahre lang Laudanum oder setzte ihn dem Theriak zu, einem opiumhaltigen Universalheilmittel (siehe S. 130). Der deutsche Arzt und Botaniker Adam Lonitzer (1528–1586), der unter dem Namen Lonicerus berühmte Kräuterbücher verfasste, rühmte den Safran, er mache «ein fröhlich und gut Geblüt».[4, 38] Andere bescheinigten dem Krokusgewächs eine schmerzstillende und krampflösende Wirkung. Safran wurde wie der Hopfen in der Volksmedizin als

Beruhigungsmittel, bei Krämpfen und Asthma verabreicht sowie als Mittel gegen die Melancholie.[38] Der alte Spruch «Safran macht den Kuchen geel» deutet daher wohl weniger an, dass man mit dem teuren Gewürz einen höheren Gehalt an Eidottern vortäuschen konnte, sondern dass man damit süßem Gebäck ein bisschen mehr Sonntags-Dröhnung verleihen konnte.

Das färbende Gewürz ist ein wichtiger Bestandteil von Likören wie Chartreuse und diversen Magenbittern. Seine krampflösende und antidepressive Wirkung ist experimentell gesichert. Sie ist vergleichbar dem Medikament Imipramin, das gegen Depressionen verordnet wird.[1, 26, 48] Doch auch mit modernster Analytik wollte es bisher nicht gelingen, die verantwortlichen Stoffe im Safran zu identifizieren. Dies mag daran liegen, dass die beiden typischen Inhaltsstoffe Picocrocin, auch Safranbitter genannt, und das daraus gebildete Safranal sehr reaktionsfreudige Substanzen sind. Beide gehören der chemischen Klasse der Aldehyde an. Aldehyde verbinden sich bereitwillig mit den in fast allen Nahrungsmitteln vorkommenden Aminen zu neuen Stoffen (s. S. 63). So manches Mal kommen dabei auch psychisch wirksame Substanzen heraus.

Ganz gleich, welche Stimmungsmacher dabei im Kochtopf entstehen, ihre opiatartige Wirkung erklärt zwanglos die Bereitschaft der Menschheit, enorme Summen für ein paar Gramm trockener Blütenfitzelchen auszugeben, die keinerlei Nährwert haben. Würde Safran wie Kamelmist schmecken – so wäre selbst dieses Aroma zum Traum aller Köche avanciert. Dass der Safran seit jeher von allen Völkern geschätzt wird, zeigt uns, dass wir es mit einem biologischen und nicht mit einem soziologischen Phänomen zu tun haben.

Halluzinogene Nüsse: Amphetamine

Die Früchte des Muskatnussbaums *(Myristica fragrans)* versprechen zwar mehr Gaumenkitzel als der Safran, sind aber nicht minder giftig. Wenige Nüsse bereits können tödlich wirken. Schon im Jahr 1576 hat der spätere Leibarzt des englischen Königs Jakob I., der flämische Botaniker Lobelius, auf diese Gefahr hingewiesen.[75] Das störte die Hippies in den Sechzigern allerdings wenig. Wenn ihnen der Shit ausging, griffen sie einfach zu Muskat. Damit erweckten sie eine Praxis zu neuem Leben, von der schon die Benediktineräbtissin Hildegard von Bingen (1098–1179) geschwärmt hatte. Sie riet, «Muskatnuss und zu gleichem Gewicht Zimt und etwas Nelken» zu pulverisieren und daraus mit «Weißmehl und etwas Wasser Törtchen» zu bereiten. Das «dämpft alle Bitterkeit des Herzens und ... es macht deinen Geist fröhlich».[73] Ergänzen wir dieses Rezept mit etwas Zucker, können wir klassische Weihnachtsplätzchen aus dem Ofen holen.

«Wenn ein Mensch die Muskatnuss isst», verkündete die heilige Hilde, «öffnet sie sein Herz und reinigt seinen Sinn und bringt ihm einen guten Verstand.» Ein anderer der Seherzunft, Michel de Notredame (1503–1566), genannt Nostradamus, ward dadurch eher um den Verstand gebracht. Seinem freizügigen Gebrauch des Küchengewürzes entsprangen seine düsteren Prophezeiungen.[11]

Die beiden Hauptbestandteile des ätherischen Muskatnussöls sind die beiden Aromastoffe Elemicin und Myristicin. Sie zeigen, so der Aromenspezialist Günther Ohloff, «nachweislich eine psychotrope Wirkung, die an die Eigenschaften des Meskalins [s. u.] erinnert und von leichten Bewusstseinsveränderungen bis zu intensiven Halluzinationen reicht».[49] Der Pharmazeut Eberhard

Teuscher bescheinigt dem Konsum der Muskatnuss die mögliche Wirkung von «Bewusstseinsstörungen verbunden mit intensiven Halluzinationen, die vor allem durch Veränderungen des Zeit- und Raumgefühls und ein Gefühl des Schwebens charakterisiert sein können».[68]

Die psychotropen Effekte werden allerdings weniger von Elemicin und Myristicin selbst hervorgerufen. Die eigentlichen Wirkstoffe entstehen erst in der Leber: Dort werden sie von den körpereigenen Enzymen in Aufputschmittel umgewandelt, Amphetamine.[5] Amphetamin ist in der Szene als *speed* bekannt, es wirkt anregend auf das Zentralnervensystem und löst eine Euphorie aus. Andere bekannte Amphetamine sind die Designerdroge *Ecstasy* und das Meskalin aus dem halluzinogen wirkenden Peyotl-Kaktus *(Lophophora williamsii)*. Getrocknete Peyotlstücke werden noch heute bei den religiösen Riten mexikanischer und nordamerikanischer Indianerstämme verzehrt, die der «Native American Church» anhängen.

Die Amphetamine, die in der Leber aus Myristicin und Elemicin entstehen, haben leider wesentlich unübersichtlichere Namen als die berauschenden Wirkstoffe in Kaktus oder Partypille. Aus Myristicin bildet sich eine Verbindung namens 3-Methoxy-4,5-methylen-dioxy-Amphetamin, kurz MMDA. Dieses Molekül sieht dem *Ecstasy* äußerst ähnlich. Elemicin verwandelt sich in das 3,4,5-Trimethoxyamphetamin, kurz TMA. Es gleicht dem Kaktushalluzinogen Meskalin.

Ähnliche Aromastoffe wie Myristicin und Elemicin finden sich auch in zahlreichen anderen Gewürzen und Küchenkräutern. Chemiker ordnen sie in die Gruppe der Allylbenzole ein. Der Körper kann theoretisch aus allen Allylbenzolen Amphetamine bilden. Zu diesen meist aromatisch schmeckenden und duftenden Allylbenzolen gehören nicht nur das Myristicin aus der Muskatnuss, sondern auch das Apiol aus der Petersilie sowie das Eugenol aus Piment und Gewürznelken. Eugenol sorgte in der Vergangenheit für den charakteristischen Geruch der Zahnarztpraxen, in denen das Nelkenöl als schmerzstillendes und entzündungshemmendes Mittel benutzt wurde.

Es geht um die Wurst

Zurück zum MMDA der Muskatnuss. Dieses Amphetamin sorgt in höherer Dosis für eine gewisse Gelassenheit, für ein entspanntes Gefühl. «Cool» würde man heutzutage sagen.[57, 58] Es hebt die Laune, und man neigt dazu, bereitwillig über Scherze zu lachen. Außerdem kann MMDA dazu führen, dass man alle Wahrnehmungen intensiver erlebt. Auch Colagetränke enthalten erkleckliche Mengen an Myristicin und Elemicin, was den weltweiten Erfolg der Ami-Brause erklärt.

Die Laune des Colatrinkers hängt aber nicht nur von Myristicin und Elemicin ab. Cola enthält ja auch Zucker und Coffein. Beide sorgen dafür, dass sich der Serotoninspiegel im Gehirn erhöht. Serotonin ist ein körpereigener Botenstoff, der für gute Laune sorgt. Wie alle Botenstoffe wird das Serotonin vom Körper natürlich nicht nur aufgebaut, sondern auch wieder abgebaut. Anderenfalls geriete der Körper aus dem Gleichgewicht. Für diese Arbeit sind Enzyme zuständig, die Monoaminooxidasen (MAOs) heißen.

Interessanterweise wird die Funktion dieser Enzyme von MMDA und TMA beeinflusst. Beide Stoffe blockieren die MAOs in der Leber. Damit verhindern sie, dass das viele stimmungssteigernde Serotonin gleich wieder abgebaut wird. Das ist der Zusatzkick. Übrigens verhinderte bei Ratten bereits die Zufuhr von einem Milligramm Myristicin pro Kilo Körpergewicht den Abbau von Serotonin so effektiv, dass sich die Serotoninkonzentration in ihren Gehirnen verdoppelte.[71] So bleibt auch der Colatrinker länger bei guter Laune – dank dem Zusammenspiel pflanzlicher Naturstoffe.

Ebenso wichtig wie für Colagetränke war Muskat für deutsche Wurstwaren. An Aminen, mit denen Myristicin und Konsorten ja besonders gern reagieren, mangelt es in der Wurstmasse wahrlich nicht: Amine aller Couleur entstehen während der Fleischreifung aus Aminosäuren und Eiweißen. In der Wurst entstehen aber etwas anders strukturierte Amphetamine, die dem Aufputschmittel Methamphetamin (Pervitin) ähneln. In der Drogenszene ist es unter dem Decknamen *Crystal* bekannt. Berauschende Stoffe können sich auch beim Pökeln bilden, denn das Nitritpökelsalz sorgt dafür, dass Halluzinogene entstehen, vor allem das Harman und das Norharman[16] (siehe Seite 162). Kein Wunder, dass deutsche Wurst – bevor die Fleischereien und Wurstfabriken begannen, Gewürze durch Aromen zu ersetzen – einen ähnlich guten Ruf hatte wie schweizerische Schokolade oder spanischer Sherry.

Drogen schreiben Weltgeschichte

Sobald man um die psychotropen Inhaltsstoffe von Gewürzen weiß, wird sonnenklar, warum sich Europas Reichtum entlang der Gewürzhandelsrouten etablierte. Der Aufwand, mit dem diese Verbrauchsgüter beschafft wurden, suchte seinesgleichen. Der Schriftsteller Stefan Zweig (1881–1942) gab uns wohl die eindringlichste Beschreibung dieses einträglichen Geschäftes: «Durch mindestens zwölf Hände, so schriftet es melancholisch

Martin Behaim seinem Globus, muss das indische Gewürz wucherisch wandern, ehe es an die letzte Hand, an den Verbraucher, gelangt. ... Aber wenn auch zwölf Hände in den Gewinn sich teilen, so presst doch jede einzelne genug goldenen Safts aus dem indischen Gewürz, trotz allen Risiken und Gefahren gilt der Spezereihandel als der weitaus einträglichste des Mittelalters, weil bei kleinstem Volumen der Ware mit der größten Marge an Gewinn verbunden.»[80] Auch wenn Zweigs Sprache heute ein wenig antiquiert klingen mag, so war er wohl der Einzige, der die wirtschaftsgeschichtlichen Zusammenhänge erfasste. Er ahnte, dass den Gewürzen irgendetwas anhaftete, das sie so begehrenswert machte. Heute haben wir das pharmakologische Wissen, um die Richtigkeit seiner Auffassung zu bestätigen.

«Die Paläste Venedigs und jene der Fugger und Welser sind», so Zweig, «fast einzig aus dem Gewinn an indischem Gewürz erbaut.» Die Spezereien, von Sklaven geerntet, wurden mit winzigen Praus – schlanken Seglern – von den Gewürzinseln nach Malacca gebracht, dann von Dschunken durch drei gefahrvolle tropische Meere verschifft, bis Kamele die zunehmend teure Fracht von Aden nach Ägypten durch die Wüste schaukelten.[80]

Die Europäer ärgerte besonders, dass der gesamte Indienhandel fest in türkischen und arabischen Händen lag. Keinem christlichen Schiff wurde die Fahrt auf dem Roten Meer gestattet, keinem christlichen Händler die Durchreise erlaubt. «Damit wird aber nicht nur den europäischen Verbrauchern die Ware unnütz verteuert», urteilte Stefan Zweig, «nicht nur dem christlichen Handel der Gewinn von vorneweg abgemelkt, es droht der ganze Überschuss an Edelmetall nach dem Orient abzufließen, da die europäischen Waren bei weitem nicht den Tauschwert der indischen Kostbarkeit erreichen. Schon um dieses fühlbaren Handelsdefizits willen musste die Ungeduld des Abendlandes immer leidenschaftlicher werden, der ruinösen und entwürdigenden Kontrolle sich zu entziehen, und schließlich raffen sich alle Energien zusammen.»[80]

Krieg den Heiden

Ihren ersten Versuch, sich endlich einen Anteil am Indienhandel zu erobern, startete die christliche Welt im Jahr 1095 mit dem Aufruf Papst Urbans zum Kreuzzug in das Gelobte Land. Da die Europäer nichts Genaueres über die Herkunft der Gewürze wussten, versuchten sie mit militärischen Mitteln ihr Glück dort, wo sie die Ware in Empfang nahmen – irgendwo zwischen Konstantinopel und Alexandria. Natürlich regte der sagenumwobene Ursprung der Gewürze im fernen Morgenland die Phantasie der Menschen an. Wer an diesen Quellen saß, musste unermesslich reich sein. Bald hatte der verarmte Landadel Europas das biblische Jerusalem vor Augen, dessen Straßen mit Gold gepflastert waren. Auf diese Weise ließen sich genug Soldaten für das militärische Unterfangen gewinnen.[54]

Die machthungrige Elite des Vatikans hatte es natürlich nicht auf mehr oder minder leere Grabstätten in Palästina abgesehen, sondern auf einträglichere Ziele. «Die Kreuzzüge waren keinesfalls», schreibt Stefan Zweig, «ein bloß mystisch religiöser Versuch, die Stätte des Heiligen Grabes den Ungläubigen zu entreißen; diese erste europäisch-christliche Koalition stellte zugleich die erste logische und zielbewusste Anstrengung dar, jene Sperrkette zum Roten Meer zu durchstoßen und den Osthandel für Europa, für das Christentum freizumachen.»[80]

Es gelang den Kreuzrittern tatsächlich, Jerusalem zu «befreien» und damit einen Brückenkopf auf arabischem Boden zu etablieren. Kriegsgewinnler dieses Feldzugs waren vor allem die Venezianer. Sie kontrollierten von nun an den Gewürzhandel im gesamten Mittelmeerraum. Allein im Jahr 1411 bringen Venedigs Schiffe Gewürze im Wert von 540 000 Dukaten nach Europa. Damit erhält man einen Eindruck von den Summen, die die Europäer den Arabern zahlen mussten. Wozu noch Europa erobern, wenn es sein Kapital freiwillig abführte? Was konnten die Venezianer gegen die begehrten Würzdrogen des Orients schon aufbieten? Historiker wie Walter Zöllner sprechen euphemistisch davon, «die europäischen Kaufleute verschifften im Austausch Metalle», um im Nebensatz einzugestehen, dass es in erster Linie Gold und Silber waren, gefolgt von Waffen.[79]

Ein anderes Handelsgut erwähnen nur wenige – und wenn doch, dann führen sie es nur schamhaft nach «Seife» und «Glas» auf: Die Italiener lieferten den Muselmanen neben Gold und Silber vor allem Sklaven. Aber nach der Bekehrung der Ungarn und Slawen versiegte auch diese Handelsquelle, da die Italiener keine Christen als Sklaven verkaufen wollten. In der zweiten Hälfte des 13. Jahrhunderts ließen die Genuesen den Sklavenhandel aber mit türkischen und tatarischen Sklaven neu aufleben, die sie aus den Häfen des Schwarzen Meeres herbeischafften, um sie bei den Mamelucken in Ägypten gegen Gewürze und andere Waren einzutauschen.[34, 54]

Trotz der immensen Kosten verdienten die Kreuzfahrerstaaten so gut am Gewürzhandel, dass er ihre wichtigste Einnahmequelle wurde.[34] Sie lebten von den Zöllen, die sie auf die Gewürze erhoben, und von den Erträgen ihrer Besitzungen im europäischen Mutterland.[22, 54] Aber den Herkunftsländern, den sagenumwobenen «Gewürzinseln» im fernen Osten Asiens, waren sie noch keinen Schritt näher gekommen. Die arabischen Händler kontrollierten weiterhin den Markt. Das christliche Palästina «befand sich in einem dauernden Dilemma», schreibt Steven Runciman, seines Zeichens Professor für Byzantinistik, «wenn es unter gesunden Verhältnissen fortbestehen sollte, durfte es nicht auf einen stetigen Zustrom von Menschenkräften und Geld aus dem Westen angewiesen bleiben.»[54] So spielte es auch keine Rolle mehr, dass die christlichen Staaten in der Levante eines Tages wieder von der Landkarte verschwanden.

Elegant umschifft

Im Großen und Ganzen misslang den Kreuzfahrern ihr militärisches Vorhaben aber. Hinzu kam, dass die Türken im 15. Jahrhundert Konstantinopel und bald darauf Alexandria eroberten. Die Kreuzfahrer konnten den Mohammedanern Ägypten nicht entreißen, und die islamischen Staaten verlegten ihnen weiterhin den Weg nach Indien. Der stete finanzielle Aderlass weckte erneut den Wunsch, einen Weg dorthin zu finden. Zweig: «Die Kühnheit, die Columbus nach Westen, die Bartholomeo Diaz und Vasco da Gama nach Süden, die Cabot nach Norden gegen Labrador vorstoßen ließ, entsprang in erster Linie dem zielbewussten Willen, endlich, endlich für die abendländische Welt einen freien, einen unbezollten und ungehinderten Seeweg nach Indien zu entdecken und damit die schmachvolle Vormachtstellung des Islam zu brechen.»[80]

Diesmal verzichtete man auf die militärische Option, da man sich keine Chancen ausrechnete, die Araber zu besiegen. Dem Venezianer Marco Polo war es um 1300 gelungen, eine erste Beschreibung von der Heimat des Pfeffers zu liefern. Bald darauf wurde Polos Bericht von den Mönchen Oderico da Pordemone und Jordanus ergänzt, die wie viele andere Europäer als Spione

Asien bereisten.[75] Der Erste, der es mit dem neugewonnenen Wissen wagte, die islamischen Länder zu «umschiffen», war Christoph Kolumbus. Er verfehlte sein Ziel und verirrte sich nach Amerika, wo er auf den Westindischen Inseln vergeblich nach den begehrten Würzpflanzen suchte. Insofern war Kolumbus eine gescheiterte Existenz. Sein Nimbus als Held und Eroberer war noch zu seinen Lebzeiten dahin. Aber nicht – wie Historiker behaupten –, weil er ein paar Schiffe verloren hatte, sondern weil er ohne Indiens Gewürze zurückkehrte.

Weitaus mehr Glück hatte ein anderer. 1498 landete Vasco da Gama genau dort, wo der Pfeffer wächst: an der Küste Malabars. Zurück in Lissabon, brachte ihm die Gewürzladung seiner ersten Fahrt das Sechsfache dessen ein, was sein ganzes Unternehmen gekostet hatte. Die zweite Fahrt bescherte ihm sogar den fünfzigfachen Gewinn.[74] Als immer mehr portugiesische Schiffe jetzt das arabisch-venezianische Handelsmonopol durchbrachen, war die Vormachtstellung Venedigs dahin und das Schicksal der Stadt besiegelt. Auch der Islam war aus dem Geschäft. Der Seeweg beflügelte die «christliche Seefahrt», denn er war trotz aller Gefahren wesentlich billiger als die mühselige Reise über die nicht minder unsicheren Karawanenstraßen.

«Mögen von fünf Schiffen – die Expedition Magellans beweist dieses Rechenexempel – vier mit ihrer Ladung zugrunde gehen», formulierte Stefan Zweig, «mögen zweihundert Menschen von zweihundertfünfundsechzig nicht wiederkehren, so haben zwar Matrosen und Kapitäne ihr Leben verloren, der Händler hat aber bei diesem Spiel noch immer gewonnen. Kehrt nur ein noch so kleines Schiff von den fünfen, gut mit Gewürz beladen, nach drei Jahren zurück, so macht die Ladung mit reichlichem Profit den Verlust wett, denn ein einziger Sack mit Pfeffer gilt im 15. Jahrhundert mehr als ein Menschenleben.»[80]

Nach Venedig gelangt zunächst Lissabon zu Glanz und Reichtum, aber schon wenige Jahrzehnte später jagen die Holländer den Portugiesen das Geschäft ab, was wiederum Amsterdam zur Blüte verhilft. Als Letzte gewinnen die Briten die zahlreichen Kolonialkriege um die Gewürze, und nun erlebt London seinen Aufschwung.[74] Dabei darf man nicht vergessen, dass die eigentlichen Profiteure des Gewürzhandels bis dato im Orient saßen. Die Vorstellung der Europäer vom «sagenhaften Reichtum des Morgenlandes» speist sich nicht aus überschwänglichen Reiseberichten – da konnte man nur auf die Schriften antiker griechischer und römischer Autoren zurückgreifen. Zu dieser Schlussfolgerung musste man nach zwei Jahrtausenden wirtschaftlicher Abhängigkeit von den orientalischen Händlern zwangsläufig kommen.

Die großen Muskatfeuer

Mit der Entdeckung des Seewegs nach Indien, der Eroberung der Gewürzländer und dem Ende der Zahlungen an die Araber beginnen der wirtschaftliche Aufstieg und die koloniale Expansion Europas. Die Seefahrernationen hatten keine Skrupel, die Eingeborenen der fernen Inselreiche als Gewürzlieferanten zu versklaven. Mit allen Mitteln versuchten die Handelsunternehmen, Monopole zu schaffen, um aus dem Bedarf an Gewürzdrogen maximalen Gewinn zu schöpfen.

Der Muskatbaum *(Myristica fragrans)* wuchs damals ausschließlich auf den indonesischen Banda-Inseln. Darum beeilte sich die holländische Ostindiengesellschaft Anfang des 17. Jahrhunderts, sie in ihren Besitz zu bringen. Die einheimische Bevölkerung wurde gezwungen, ihre gesamte Muskaternte an die

Holländer zu verkaufen, und zwar zu Dumpingpreisen. Als sich Widerstand regte, griff der Handelskonzern brutal durch und ließ 1621 fast die gesamte Inselbevölkerung ermorden; ein kleiner Teil wurde als Sklaven an holländische Siedler verkauft, die die Muskatplantagen auf Banda fortan bewirtschaften sollten.

Nicht besser erging es einigen in Indonesien ansässigen Engländern, die versucht hatten, ebenfalls im Muskathandel Fuß zu fassen. 1623, in der «Blutnacht von Ambon», ließ der Generalgouverneur der Ostindiengesellschaft, Jan Pieterzon Coen, sie allesamt verhaften und hinrichten. Damit hatten sich die Holländer das äußerst lukrative Muskatmonopol gesichert. Sie gaben es für die nächsten hundert Jahre nicht wieder aus der Hand.[19]

Im Besitz des Monopols bemühten sich die Holländer, die Muskatpreise in Europa hoch zu halten. Deshalb vernichtete die niederländische Ostindiengesellschaft oft erhebliche Teile der Ernte. Das geschah zum Teil schon auf Banda, der Insel, auf der die Muskatnüsse angebaut wurden. Ein Angestellter der Gesellschaft schreibt 1730: «Es werden jährlich auf Neira nicht weit vom Nuss-Hause am Strande grosse Haufen wie die Heuschober verbrennet. Der Brand währed manchmal wohl acht Tage. So lange er dauert, stehen Tag und Nacht Schildwachen darbey, damit niemand nichts davon nehmen möchte. Das Oel fließt wie ein ziemlicher Bach der See zu. Die Chinesen haben vielmahls der Edlen Compagnie die Erde, wo die Nüsse sind verbrannt worden, abkauffen wollen, aber solches nicht erhalten können.» Andere Augenzeugen sprechen von Muskatnussbergen, die die Größe einer Kirche gehabt haben sollen.[75]

Auch in Holland verbrannte man die Nüsse. Die Muskatbutter floss über die Straßen, und die Menschenmenge watete knöcheltief darin. Doch den Bürgern war es bei Todesstrafe verboten, davon zu nehmen. In einem Augenzeugenbericht aus dem

Jahr 1760 heißt es: «Ich habe ein solches Feuer in Amsterdam ... gesehen, wo Nüsse im Wert von schätzungsweise acht Millionen französischer Silberstücke verbrannt wurden; es brannte zwei Tage lang.»[56] Die Stadt Middelburg in Zeeland hatte ebenfalls solche subtilen Genüsse zu bieten, wie der Brite Wilcocks mitteilte. Er sah so viele Nelken, Muskatnüsse und Zimt brennen, dass die Luft ringsum meilenweit von aromatischem Duft durchzogen wurde.[75]

Der immense Muskatnusspreis bediente den Wunsch reicher Bürger, ihren Wohlstand zeigen und zelebrieren zu können. Daher war es vom 17. bis zum 19. Jahrhundert à la mode, mit kostbaren Elfenbein- und Perlmuttintarsien verzierte Köcher für Muskatreiben am Gürtel zu tragen. So konnte man bei einem Festmahl jederzeit den dargebotenen Wein mit frisch geriebener Muskatnuss würzen. Das galt – natürlich aufgrund des hohen Preises – nicht nur als gesundheitsförderlich, sondern auch als aphrodisierend.[18]

Der Wohlstand holländischer Handelszentren gründete sich vorwiegend auf dieses unumschränkte Gewürzmonopol. «Bis ungefähr 1670 war die Niederländische Ostindiengesellschaft das reichste Unternehmen der Welt», rekapituliert der Historiker Henry Hobhouse, «sie half, die Blütezeit der niederländischen Zivilisation zu finanzieren: Rembrandt, Vermeer, Frans Hals, Vondel, Grotius, Spinoza, das weltgrößte Verlagswesen des 17. Jahrhunderts mit ungezählten, heute vergessenen, weniger bedeutenden Autoren und Poeten, all die Maler, Architekten und, vor allem, Mäzene.»[24]

«Im Anfang war das Gewürz»

Doch um 1800 ist die Zeit der Gewürzmonopole endgültig vorbei. Viele Muskat-, Nelken- und Pfefferplantagen weichen dem Anbau von Kaffee, Tee oder Tabak. Der Gewürzverbrauch sinkt stetig. Das viele Blut, das in bewaffneten Auseinandersetzungen zuvor für exotische Spezereien vergossen wurde, zeigt, welchen Stellenwert diese Genussmittel schon immer hatten. Es waren Drogenkriege.[51] Europa selbst verfügte nur über wenige brauchbare Rauschmittel wie den Alkohol. Die ärmeren Bevölkerungsschichten griffen deshalb zu Fliegenpilz, Mutterkorn und vor allem zu verschiedenen Nachtschattengewächsen (s. S. 81), die auch die Grundlage für Hexensalben abgaben.[36] Einen plastischen Eindruck von den zahlreichen Horrortrips, die Stechapfel, Bilsenkraut und Tollkirsche auslösten, geben die Höllendarstellungen von Hieronymus Bosch. Sicherlich haben Erfahrungen mit den heimischen Drogen zur Idee einer «Hölle» wesentlich beigetragen.[51]

Im Vergleich dazu sind die exotischen Importgewürze verträglicher und damit natürlich auch begehrter. Eine grundlegende Veränderung trat ein, als noch bekömmlichere Stimulanzien wie Kaffee, Tee und Schokolade in Europa verfügbar wurden. Schnell verdrängten sie Safran und Muskat als Narkotika bei den Reichen. Bei den Armen führten sie allmählich zum Niedergang der Fliegenpilz-, Bilsenkraut- und Stechapfeltrips. Das verdanken wir den großen und gefahrvollen Entdeckerfahrten. «Hinter den Helden jenes Zeitalters der Entdeckungen», folgerte Stefan Zweig, «standen als treibende Kräfte die Händler; auch dieser erste heroische Impuls zur Welteroberung ging aus von sehr irdischen Kräften – im Anfang war das Gewürz.»[80]

Das große Rätsel: Weltmacht Pfeffer

Das mengenmäßig wichtigste Gewürz in der Geschichte Europas war weder der Safran noch die Muskatnuss, sondern der Pfeffer: Er war so wertvoll, dass seine Körner oft stückweise verkauft oder gar mit Silber aufgewogen wurden. Auch Wucherpreise hinderten die Menschen nicht daran, erhebliche Mengen des Scharfmachers zu konsumieren. Und das seit Jahrtausenden: Unser Wort Pfeffer stammt von dem Sanskritwort *pippali* ab. Indien war stets der wichtigste Lieferant – und das über eine Zeitspanne von 5000 Jahren.[74] Doch was trieb die Menschen zum Pfeffer?

Schon die Römer hatten ein ungeahntes Faible für den scharfen Geschmack entwickelt; zu Beginn der Kaiserzeit galt der Pfeffer als Lebensnotwendigkeit, er wurde deshalb sogar von der Steuer befreit. Allerdings wurde damals weniger der heute übliche Schwarze Pfeffer *(Piper nigrum)* verzehrt, sondern der wesentlich schärfere Lange Pfeffer *(Piper longum)*. Ende des 1. Jahrhunderts gab es in Rom besondere Pfeffer-Speicher *(horreae piperatariae)*, damit die Bürger jederzeit mit dem begehrten Gut versorgt werden konnten.[23] Als Alarich, König der Westgoten, im Jahr 408 die Stadt belagerte, verlangte er für seinen Abzug neben Silber und Gold auch 3000 Pfund Pfeffer.

Rom: Ein Handelsimperium

Das Römische Reich importierte Gewürze und Luxusgüter in solchem Umfang, dass die ernormen Mengen an Gold und Silber als Zahlungsmittel die Staatsfinanzen zu zerrütten drohten, wie Plinius mitteilt. Allein für Parfümimporte aus dem Orient gaben die Römer jährlich 100 Millionen Sesterzen aus.[49] Seit der Regierungszeit des Augustus liefen pro Jahr über 100 Handelsschiffe die Häfen Indiens und Ostafrikas an. Das Rote Meer erreichten sie über den Nechokanal, einen Seitenarm des Nils, der heute nicht mehr existiert.[32] Über den weiteren Kurs der Schiffe lassen sich dem Periplus Maris Erythraei, einem wahrscheinlich aus dem Jahr 76 n. Chr. stammenden Text aus Alexandria, detaillierte Anweisungen entnehmen, wie man bis an die Küsten Indiens gelangt, um dort Gewürze zu laden.

Natürlich war der hohe Pfefferpreis Rom ein Dorn im Auge. Strabo (ca. 64 v. u. Z.–26 u. Z.) berichtet von Militäraktionen, mit denen die Küstenanrainer des Indischen Ozeans gefügig und die Handelswege sicherer gemacht werden sollten. Auch wenn dabei anfangs Rückschläge zu verzeichnen waren, gelangte das Weltreich schließlich zum Ziel: «Früher wagten sich kaum zwanzig Schiffe aus dem Roten Meer hinaus, jetzt segeln aber große Flotten nach Indien und bis ans äußerste Ende von Afrika», schrieb er. An der indischen Malabarküste wurden sogar zwei Legionen zum Schutz der Handelsinteressen des Römischen Reiches stationiert. Heute noch erinnern daran die Reste eines römischen Tempels, der Augustus gewidmet war.[32]

Ein weiterer Zielhafen waren Korkai, der bedeutendste Hafen im Königreich der Pandyas nahe der heutigen Stadt Tuticorin, und Trincomalee auf der Insel Taprobane, dem heutigen Sri Lanka, auf der es auch eine griechische Kolonie gab. Eindrucksvolle Sammlungen römischer Gold- und Silbermünzen im Mattanceri-Palast in der südwestindischen Handelsstadt Cochin (Muziris) sowie zahllose Münzfunde an der Ost(!)-Küste Indiens belegen die enorme Bedeutung des Außenhandels. Gleichermaßen wurden Ideen ausgetauscht; der Buddhismus war den römischen Gelehrten wohlbekannt.[23] Es heißt, römische Schiffe seien damals bis nach Java, Sumatra und Borneo gekommen.[32, 69] Nachweislich gelangten römische Waren und Münzen bis ins Mekongdelta (Oc eo) und nach Korea.²³

Der Archäologe Philipp Filtzinger bestätigt: «Zur Zeit des römischen Kaisers An-tun – so nennen die Han-Annalen den Kaiser Marcus Aurelius Antoninus (161–180 u. Z.) – erreichten 166 u. Z. römische Handelsschiffe China. Die Chinesen, die ‹Seres› – ‹ser› ist das chinesische Wort für Seidenraupe –, bewunderten die angefüllten Schatzkammern der Römer ...» In Kanton soll bei Ausgrabungen sogar Bernstein aus dem Baltikum gefunden worden sein.²³ Vielleicht wird der Umfang des Welthandels in der damaligen Zeit heute unterschätzt. Auch wenn es rätselhaft erscheint: In der Nähe von Mexico City fand man eine Figur, die zweifelsfrei römischen Ursprungs ist und die ebenso zweifelsfrei vor der «Entdeckung» Südamerikas dorthin gelangt sein muss.²⁷ Verschiedentlich wurde die Ansicht geäußert, die Angaben von Plinius d. Ä. zum Abfluss römischen Goldes und Silbers nach Indien seien maßlos übertrieben.²⁰ Dagegen sprechen jedoch die schriftlichen Zeugnisse indischer Autoren. In der Sagam-Literatur, der Geschichtsschreibung der südindischen Dynastie der Pandyas, werden römische Schiffe und Legionäre beschrieben. Über die westlichen Handelsbeauftragten, die Yavanas, heißt es: «Überall in Puhar erblickte der Betrachter die Wohnstätten der Yavanas, deren Wohlstand niemals abnahm.» Ein tamilischer Dichter schrieb über die abendländischen Händler im Hafen Muziris nahe Cochin: «Sie kommen mit Gold an und fahren mit Pfeffer ab».¹³, ³², ⁶⁹

Der Pfeffer behielt bis zum späten Mittelalter seinen überragenden Wert und diente vielfach statt Gold und Silber zur Entrichtung von Tributen, als Zahlungsmittel bei Abgaben, Renten und Zöllen, als Lösegeld, kostbares Geschenk oder als Erbteil.²¹ Das darf aber nicht darüber hinwegtäuschen, dass der Pfeffer

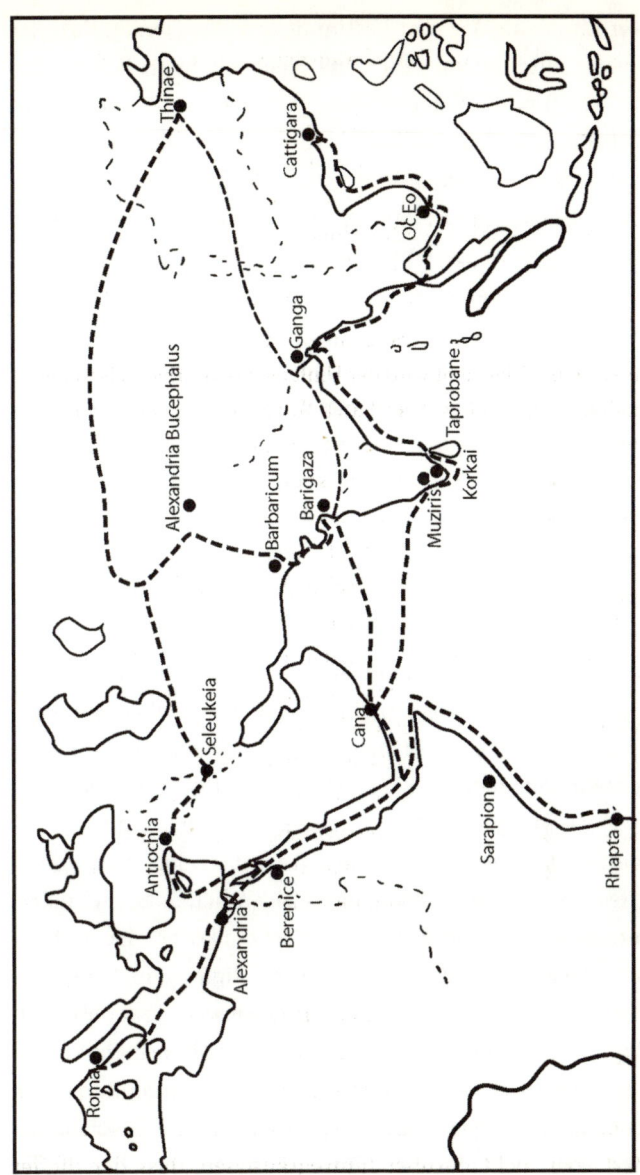

Abb. 1: Fernhandelswege des Römischen Reiches im 1. und 2. Jahrhundert unserer Zeit.

in erster Linie zum Verzehr bestimmt war. Als Herzog Karl der Kühne von Burgund im Jahr 1468 Hochzeit hielt, ließ er den Gästen 380 Pfund Pfeffer servieren.[35] Um 1500 verlangte der Rat der Stadt Bremen, dass Lebkuchen, die mit dem Bremer Schlüssel gekennzeichnet werden sollten, auf 166 Teile Honig und 180 Teile Weizenmehl mindestens 25 Teile weißen Pfeffer enthalten mussten.[77] Vor dem Aufkommen des Zuckers gehörten solche «Pfefferkuchen» zur Alltagsspeise der Deutschen, vergleichbar dem Brot.

Was aber macht ein Gewürz so interessant, so begehrt, dass es quasi zum Grundnahrungsmittel wird, auf das die Bürger nicht verzichten wollen oder gar können? Enthält der Pfeffer geheimnisvolle Opiate? Entzugserscheinungen sind nicht bekannt geworden, obwohl zahlreiche seiner Inhaltsstoffe strukturell den psychisch wirksamen Substanzen in Gewürzen wie der Muskatnuss ähneln. Tierversuche belegen eine krampflösende und schmerzstillende Wirkung des Pfeffers.[72,75] Der wichtigste Scharfstoff, das Piperin, wirkt bei der Ratte antidepressiv und verbessert – wenn man den Tierversuchen Glauben schenken will – das Gedächtnis.[3,8,76] Egal, wie man es dreht und wendet, diese Resultate können noch nicht erklären, warum der Pfeffer psychotrope Gewürze wie Safran oder Muskat in den Schatten stellte.

Wir dürfen indessen nicht vergessen, dass das, was wir als «Schärfe» im Mund wahrnehmen, eigentlich eine Schmerzempfindung ist. Und diese Schmerzen setzen körpereigene Opiate frei, sogenannte Endorphine.[52] Bei regelmäßigem Verzehr – und das ist zumindest für Chilis nachgewiesen – gewöhnt sich der Körper daran, indem er lernt, sofort Endorphine bereitzustellen. Sie unterdrücken nicht nur die Schmerzempfindung am Gaumen, sondern heben zugleich die Stimmung. Menschen, die gewöhnt sind, (wirklich scharfe) Chilis zu essen, brauchen diesen

Endorphin-Kick.[52] Bedenkt man, dass bis ins Mittelalter weniger der Schwarze Pfeffer, sondern der weitaus schärfere Lange Pfeffer *(Piper longum)* verwendet wurde, so bietet diese Beobachtung einen weiteren Erklärungsansatz für den enormen Konsum. Und dennoch bleibt ein gewisser Nachgeschmack. Wenn es nur um die Schärfe gegangen wäre, dann hätten es auch Meerrettich und Senf getan.

Sicher ist nur: Piperin, der wichtigste Scharfstoff des Pfeffers, ist eines der stärksten Insektengifte.[62] Dazu kommen weitere biozide Wirkstoffe.[59, 60] Scharfstoffe sind generell äußerst wirksam gegen mikrobielle Krankheitserreger wie Clostridien (die tödliche Vergiftungen hervorrufen können) und vor allem Darmparasiten,[25, 45] damals eine wichtige Krankheits- und Todesursache. Insofern lag es nahe, die tägliche Speise mit den «schärfsten Waffen» zu versetzen, die der Medizin damals zu Gebote standen, um den Krankheitserregern ein schnelles Ende zu bereiten. Aber auch da gab es zahlreiche andere einheimische Pflanzen, die giftig genug waren, um die Würmer aus dem Leib zu treiben. Gewiss, der Pfeffer ist wesentlich bekömmlicher als der Wurmfarn, aber sein Zusatz in Dosierungen von 10 Prozent Gesamtgewicht im Essen bleibt rätselhaft. Wenn es nur um Darmparasiten gegangen wäre, hätte man anstelle einer täglichen Beimischung einfach einmal im Monat eine «Pfefferkur» durchgeführt.

Experten: Keck wie Mäusedreck

Die angesehene Kulturhistorikerin Maguellonne Toussaint-Samat ist davon überzeugt, dass der Besitz des Pfeffers «dessen gastronomische Bedeutung überstieg, denn sobald eine gewisse Menge dieses Gewürzes überschritten wird, wird die Speise ungenießbar. Mehr als jedes andere Gewürz (...) wurde Pfeffer mit der Zeit zu einem Symbol für Macht und Männlichkeit, Qualitäten, die sich in seinem kräftigen, aggressiven Geschmack widerspiegelten. Der symbolische Faktor spielte eine wichtige Rolle, da so riesige Mengen, die kaum gänzlich verzehrt werden konnten, auf die Dauer schal geworden sein müssen.»[70]

Sollten europäische Herrscher, die stets unter Geldnot litten, kollektiv ihr Vermögen in verderbliche schwarze Kügelchen, altem Mäusedreck nicht unähnlich, als Symbole ihrer Potenz investiert haben, um sie in Speichern zu horten? Woher stammt die akademische Vorstellung, scharfe Produkte seien ungenießbar? Das mag für die empfindlichen Gaumen europäischer Ernährungsforscher vielleicht zutreffen, aber in den Tropen wird noch heute so scharf gegessen wie einst in Europa.

Ein zweites, nicht minder populäres Erklärungsmodell postuliert, man brauchte den Pfeffer, um den ekligen Geschmack verdorbenen Fleisches zu übertünchen: «Alle Rinder wurden im November geschlachtet und das Fleisch eingesalzen», behauptet John Mann, Chemieprofessor an der Universität Reading, dessen Schwerpunkt die biologischen Wirkungen von Naturstoffen sind. «Die unausweichliche Folge war, dass das Fleisch, wenn es schließlich gekocht wurde, entweder versalzen oder verfault war. Um diesen Geschmack zu überdecken, verwendeten unsere mittelalterlichen Vorfahren große Mengen an Kräutern und Gewürzen, vor allem Pfeffer und Nelken.»[39]

Ähnlich sieht es Hansjörg Küster, seines Zeichens Professor für Pflanzenökologie in Hannover: «Der Grund für die Nutzung des Pfeffers im Abendland blieb bis zur Erfindung des Kühlschrankes der gleiche: Natürlich spielte der Reiz des Exotischen eine Rolle, natürlich machte Pfeffer fettes Fleisch bekömmlicher, aber den eigentlichen Sinn der Pfefferwürze nennt Johann Fischart in seiner Gargantua-Übertragung aus der zweiten Hälfte des 16. Jahrhunderts: ‹Über ein stinkend Fleisch macht man (...) gern ein (...) Pfeffer.›»[35]

Ob in einem Land scharf gewürzt wird, hängt jedoch gewöhnlich nicht davon ab, wie viel «stinkend Fleisch» in der Speisekammer abhängt, sondern von den Essgewohnheiten. Dort, wo Kühlschränke fehlen, wird Fleisch meist sofort nach der Schlachtung verbraucht. In anderen Gegenden lässt man das Fleisch reifen, bis die Oberfläche grünlich zu schimmern beginnt – denn dann ist es butterzart und passt mit seinem Hautgout zur Spitzengastronomie. Solches würzt der Gourmet dann nur noch sparsam. Auch eine andere althergebrachte Konservierungsmethode, das Räuchern, sorgte eher für neue kulinarische Genüsse denn für einen Salzschock auf der Zunge. Der Verzehr verdorbenen Fleisches hätte allenfalls zu heftigen Verdauungsbeschwerden geführt. Dagegen hilft dann auch kein Pfeffer mehr. Wir können also die Erklärungen der gelehrten Damen und Herren getrost umweltfreundlich entsorgen. Aber die Frage selbst bleibt.

Ebenso rätselhaft wie die jahrtausendelang geübte Pfefferorgie ist ihr sang- und klangloses Verschwinden. Frankreich war das erste Land, das im 17. Jahrhundert begann, auf die exorbitanten Mengen an exotischen Gewürzen zu verzichten. Entsetzt berichteten französische Chronisten von ihren Auslandsreisen hernach, die Gerichte seien vor allem durch Safran und Pfeffer bis zur völligen Ungenießbarkeit «innen gold und schwarz» gewesen.[74] Also ein letztes Mal: Wozu um alles in der Welt waren solche Pfeffermengen nötig?

Der Lösung entgegengefiebert

Hier hilft uns der Hauptscharfstoff Piperin auf die Sprünge. Er macht nicht nur Insekten kalt, sondern gelangt auch ins menschliche Blut. Piperin ist fettlöslich und macht sich ans Albumin und die roten Blutkörperchen heran.[64] Dort verändert es die Ionenkanäle. Und genau das hilft, eine gefährliche Krankheit zu bekämpfen: die Malaria. Sie wird verursacht von einzelligen Parasiten, die sich in den roten Blutkörperchen einnisten. Piperin ist ein Malariamittel[17, 31] – zwar längst nicht so wirksam wie die später entdeckte Chinarinde –, aber das lässt sich ja durch eine höhere Dosis ausgleichen. Je mehr Pfeffer gegessen wird, desto höher der Piperin-Pegel im Blut. Das ist der Grund, warum der Pfeffer – so wie später auch das Chinin – täglich genossen werden musste.

Die Malaria grassierte nämlich keineswegs nur mitten im Römischen Reich, sondern war auch in den nördlichen Provinzen heimisch. In Deutschland gab es die Malaria bis etwa 1960. Sie war damals noch im moorigen Ostfriesland sowie im Rheingraben mit seinen vielen Altwassern und Überschwemmungsflächen endemisch, ideale Brutstätten für Mücken. Zwar ist Piperin gegen den Blutparasiten wirksam, aber nur in hoher Dosierung. Also haben sich die Menschen bemüht, das Präparat durch Zugabe weiterer Wirkstoffe zu optimieren. Ein solcher ist in der Gelbwurz (*Curcuma* ssp.) enthalten[61] – und das war bereits den alten Kulturen bekannt. Schon Apicius empfahl das erdig schmeckende Ingwergewächs als Gewürz.[42] Sein Wirkstoff heißt Curcumin. Bei oraler Gabe an infizierte Mäuse ließ sich damit der Befall der Blutkörperchen um 80 bis 90 Prozent vermindern.[46, 53]

Damit lüftet sich auch der Schleier um ein weiteres kulinarisches Geheimnis: Der allseits beliebte Curry ist in erster Linie ein

Medikament gegen Malaria! In Indien und Thailand sind die verschiedenen Currypasten und Pulver naturgemäß weitaus schärfer als in der hierzulande üblichen, von den Briten adaptierten Variante. Denn in Mitteleuropa gibt es keine Malaria mehr. Da Chilis die Wirkung von Piperin auf die Leberenzyme verstärken,[65] liegt es nahe, Currypulver nicht nur mit Pfeffer, sondern auch mit den gemahlenen Schoten anzureichern.[30] Denn bei der Zugabe von Pfeffer zu Chilis handelt es sich um eine kulinarisch wenig einleuchtende Kombination. Pharmakologisch ergibt sie jedoch durchaus Sinn.

Aber mit dem Antimalariaeffekt ist die Wirkung des Currys nicht erschöpft. Denn die Mixturen helfen offenbar auch gegen eine zweite Gruppe gefährlicher einzelliger Krankheitserreger, gegen Trypanosomen. Hier ist bereits ein therapeutischer Effekt bei der Chagas-Krankheit, der Schlafkrankheit und der Leishmaniose nachgewiesen.[7, 18, 40] Einmal auf der Spur, fand sich mittlerweile auch ein Effekt gegen die Amöbenruhr und den Erreger der Tuberkulose.[55] Womöglich spielt Letzteres bei der Beliebtheit des Pfeffers in deutschen Landen eine gewichtige Rolle. Die Pharmaindustrie zumindest versucht seit Jahren fieberhaft, die Inhaltsstoffe von Pfeffer und Curcuma chemisch zu modifizieren, damit sie ihre Mittel patentieren kann.[12, 44]

Als die Malaria durch den technischen Fortschritt im Umgang mit Wasserwegen und das Trockenlegen von Feuchtgebieten zurückgedrängt wurde und sich die Chinarinde als wirksamer erwies, war die große Zeit des Pfeffers und des Curcumas vorbei. Nachdem Jesuitenpatres Mitte des 17. Jahrhunderts die Rinde des Chinabaumes (*Cinchona* ssp.) nach Europa brachten, die 1677 erstmals in einem Arzneibuch erwähnt wird, hatte man ein wirksameres Malariamittel zur Hand. Die Menschen wandten sich jetzt neuen Geschmacksrichtungen zu, die ihnen Wirkstoffe boten, die das Leben angenehmer machten. Der Pfefferhandel versiegte, und der Kakao- und Kaffeeimport begann aufzublühen.

Das Geheimnis der Chilis

Ob Afrika, Indien oder Thailand: Wohin es den Chili in der Vergangenheit auch verschlug, er wurde stets begeistert aufgenommen. Das ist nicht nur erstaunlich, sondern geradezu unglaublich angesichts der Tatsache, dass viele asiatische und afrikanische Länder bereits über eigene scharfe Gewürze verfügten. Was also machte den Neuling aus der Neuen Welt, eine Pflanze, die wir den Reisen des Christoph Kolumbus verdanken, so erfolgreich?

Selbstredend lassen sich mit Chili üble Keime abtöten, die schwere und sogar tödliche Lebensmittelvergiftungen hervorrufen können wie *Bacillus cereus*, *B. subtilis* oder *Clostridium botulinum*. Interessanterweise wirkt er sogar gegen den Erreger von Wundstarrkrampf *(Clostridium tetani)* und Scharlach *(Streptococcus pyogenes)*. Als antibiotische und fungizide Wirkstoffe der Frucht entpuppten sich aber nicht etwa die Scharfstoffe, das Capsaicin oder Dihydrocapsaicin, sondern zwei Saponine, also seifenbildende Stoffe. Sie heißen Capsicidin und Capsidiol. Saponine bilden beim Schütteln mit Wasser einen Schaum, was auch ihre Wirkungsweise erhellt: Seifen schädigen die Zellmembranen.[9, 14, 21, 63]

Die Klimaanlage des Körpers

Die auffälligste Gemeinsamkeit der meisten Länder, in denen der Chili zu den Grundnahrungsmitteln zählt, ist ihr heißes Klima.

Und genau darin liegt das Geheimnis der scharfen Schoten: Sie sind in der Lage, die Körpertemperatur zu senken – etwa so, wie ein Eis im Sommer Erleichterung verschafft, weil es im Inneren kühlt. Dieser Effekt erscheint auf den ersten Blick etwas paradox, denn im Mund löst das Gewürz ein Hitzegefühl aus. Trotzdem ist die Wirkung so ausgeprägt, dass eine Überdosis an Capsaicin zum Tod durch zu starke Absenkung der Körpertemperatur führen kann.

Die Rezeptoren, die auf Capsaicin ansprechen und uns das Gefühl der Schärfe vermitteln, warnen gleichzeitig auch vor zu viel Hitze. Daher rührt zunächst auch das Hitzempfinden im Mund beim Verzehr von Chilis. Der verantwortliche Rezeptortyp heißt Vanilloidrezeptor 1 (TRPV1) und wird normalerweise durch schädliche Wärmeeinwirkung aktiviert. Übersteigt die Kerntemperatur des Körpers 42 °C, so besteht Lebensgefahr, da wichtige Zellfunktionen gestört werden. Kein Wunder also, dass der Organismus bereits im Vorfeld Rezeptoren bereithält.[6, 10] Entsprechend den Wärmerezeptoren gibt es übrigens auch einen Rezeptor für Kälte, der seinerseits auf Menthol anspricht.[28]

Der Vanilloidrezeptor leitet das Signal, das durch Wärme oder Capsaicin ausgelöst wurde, bis ins Gehirn zum Hypothalamus weiter. Dort befindet sich das Schaltzentrum zur Regulation der Körpertemperatur. Als Reaktion auf den Reiz werden Mechanismen zum Abkühlen des Körpers aktiviert. Die Haut wird stärker durchblutet, und der Mensch beginnt zu schwitzen. Die stärkere Durchblutung erlaubt es, die Wärme nach außen abzuleiten, der Schweiß kühlt beim Verdunsten. Als Testpersonen nach dem Verzehr von Chili oder Placebo für zwei Stunden einer Temperatur von 38 °C ausgesetzt wurden, wies die Chiligruppe eine um 0,5 °C niedrigere Hauttemperatur auf.[47]

Viel entscheidender ist aber, dass Chili die Kerntemperatur

des Körpers senkt. Das ist in den Tropen deshalb so wichtig, weil nicht nur die Außentemperatur zählt, sondern auch die metabolische Wärme, die der Körper selbst produziert. Deshalb werden in heißen Ländern mittags alle unnötigen Aktivitäten vermieden. Injiziert man Ratten Capsaicin unter die Haut oder direkt ins Gehirn, weiten sich die Blutgefäße, auch die Stoffwechselrate sinkt. Es folgt ein lang anhaltendes Absinken der Körpertemperatur.[15, 33, 67] Die Versuchstiere halten ihre niedrigere Körpertemperatur auch in einer warmen Umwelt aufrecht und meiden kältere Umgebungen.[66, 78]

Beinahe doppelt so effektiv wie mit Capsaicin lässt sich die Körpertemperatur mit Dihydrocapsaicin senken. Die Substanz macht etwa 30 Prozent des Scharfstoffanteils in Chilis aus und gelangt vermutlich noch leichter ins Gehirn als Capsaicin.[43] Das erklärt die Beliebtheit der Chilis.

Heiße und kalte Scharfstoffe

Auch der Mitteleuropäer isst manchmal scharf, viele Menschen lieben Meerrettich, Radieschen, Zwiebeln oder Senf. Ihre Wirkstoffe sind allerdings schwefelhaltige Verbindungen, beispielsweise Isothiocyanate. Isothiocyanate aus Senf und Meerrettich reagieren nicht etwa mit den Wärme-, sondern mit den Kälterezeptoren (TRPA1 bzw. ANKTM1).[29, 41] Sie signalisieren dem Körper, dass er es mit bedrohlicher Kälte zu tun bekommt – woraufhin dieser wärmende Maßnahmen einleitet, was in unseren Breiten erwünscht ist.

Die altväterliche Warnung vor dem «Überwürzen» von Speisen ist ein Zeichen kulinarischer und medizinischer Ignoranz. Die Gewürze sind nicht primär um des Gaumenkitzels willen da, zur Verführung armer Sünder – sie erfüllen wichtige biologische Funktionen. Und weil sie uns gesundheitlich nützen, schmecken sie uns. Als Hippokrates forderte, unsere Nahrungsmittel mögen unsere Heilmittel sein, hatte er wohl kaum vorgeweichte Körner im Sinn. Die Heilmittel seiner Zeit waren optimal zubereitete Speisen – mit den richtigen Gewürzen verfeinert! Und wenn sich die Lebensbedingungen wandeln, ändern sich prompt auch unsere Geschmacksvorlieben.

2

Von Quarkjunkies und Krümelmonstern

Exorphine

Dass Schlafmohn oder Kokapflanzen Suchtstoffe enthalten, weiß jedes Kind. Überraschend aber war die Entdeckung, dass derartige Drogen auch in völlig unverdächtigen Speisen wie der Muttermilch oder dem Weizen vorkommen. Diese sogenannten Exorphine sind jedoch besser «versteckt» als Morphin oder Kokain, die als eigenständige Moleküle in der Pflanze herumschwirren. Exorphine sind kurze Aminosäureketten (Oligopeptide), die unauffällig ins Eiweiß eingebettet sind. Sie werden erst nach dem Verzehr von unserer Verdauung freigesetzt. Bei ihrer Entdeckung riefen sie zunächst große Irritationen hervor, denn sie waren immunologisch, biologisch und pharmakologisch von Morphium nicht zu unterscheiden.[16, 18, 19]

Die meisten dieser Exorphine fand man in der Milch. Sie werden als Casomorphine bezeichnet. Die Muttermilch liefert auch den Schlüssel zum Verständnis, warum in Lebensmitteln überhaupt Exorphine enthalten sind. Das Stillen trägt seinen Namen nicht umsonst: Oft schlafen die hungrigen Schreihälse schon beim Füttern an der Brust ein, da die Exorphine beruhigen und zufrieden machen. Das kommt auch der «Milchspenderin» zugute. Zugleich lindern Exorphine Schmerzen wie das bei Säuglingen häufige Bauchweh.[3]

Auch die Säuglingsnahrung auf Kuhmilchbasis zeigt diese Effekte, da wir die biologischen Infos in der Milch anderer Säuger «lesen» können. Allem Anschein nach wirken die Casomorphine der Kuhmilch sogar stärker als die der Humanmilch.[15] Ein Glas Milch am Abend fördert sogar bei manchen Erwachsenen den Schlaf. Vermutlich wurden sie schon als Babys von der Milch «abhängig». Liebe Drogenpolitiker: Vielleicht ließe sich ja mit einer strengen Höchstmenge für Muttermilch Schlimmeres verhüten ...

Unter Milchmädchen

In dem Buch *Wir Kinder vom Bahnhof Zoo* schildert Christiane F., wie ein typischer Morgen bei Heroinabhängigen aussieht. Sie wettet mit ihrer ebenfalls heroinsüchtigen Freundin, wer es länger bis zum nächsten Schuss aushält. In der Zwischenzeit rühren sie sich einen großen Topf Quark an. Als Christiane es nicht mehr aushält und zum Spritzen im Bad verschwindet, isst ihre Freundin den ganzen Quark auf, und es gibt fürchterlichen Streit.[4] Quark ist eines der wenigen Lebensmittel, das Junkies noch gut vertragen und das sie auch in großen Mengen verzehren. Ansonsten wird das Essen völlig vernachlässigt.

Natürlich kann Quark keinen Schuss Heroin ersetzen, aber er mildert offenbar die Entzugserscheinungen. Nicht umsonst ist Magerquark ein typischer Bestandteil vieler Schlankheitsdiäten. Was die einen nur «zum Spucken» finden, gilt Diäterfahrenen als probater Sattmacher. Denn seine Exorphine lindern den Frust, der zwangsläufig bei einer Mangelernährung entsteht. Die Fettarmut des Quarks wird vom Körper toleriert, da mit sinkendem Fettanteil naturgemäß der Eiweißanteil steigt und damit auch die Exorphindosis.

Der Körper – eine Opiumhöhle

Der Wirkungsmechanismus ist – wenn man ihn erst einmal kennt – recht simpel: Exorphine gleichen strukturell körpereigenen Botenstoffen, den Endorphinen, die für Hochgefühle und für Schmerzfreiheit sorgen können. Wegen dieser Endorphinausschüttung spüren schwerverletzte Verkehrsopfer oder verwundete Soldaten manchmal keinen Schmerz. Da Endorphine opiatwirksam sind, ist damit zugleich eine Stimmungsaufhellung verbunden.

Aus diesem Grund können Extremsportler wie Marathonläufer oder Menschen, die hungern bzw. fasten, geradezu süchtig nach dem Endorphinschub werden. Man spricht dann vom «Runner's High» oder von «Diätjunkies». Fastende interpretieren ihre Euphorie gern als «Entschlackung». Bei der Magersucht sind die Patienten vom Hunger ähnlich abhängig wie Junkies vom nächsten Schuss. Deshalb können Schmerz- und Hungergefühle genauso abhängig machen wie Morphin.[7]

Rein theoretisch sollten die Eiweiße aus der Nahrung im Verdauungstrakt in Aminosäuren aufgespalten werden. Insofern wäre für intakte Peptide, wie sie Exorphine darstellen, kein Platz. Doch im Gegensatz zur Theorie bleiben Exorphine im Verdauungstrakt intakt und können daher an die Opiatrezeptoren im Darm andocken. Exorphine und Morphine sind zwar völlig unterschiedliche Stoffe, dennoch passen sie auf dieselben Rezeptoren, da ihnen bestimmte Strukturmerkmale gemein sind (siehe Abb. 3 auf Seite 60).[11, 13] Nach ihrer Resorption gelangen diese Peptide in den Blutkreislauf, passieren die Blut-Hirn-Schranke und binden an die Opiatrezeptoren im Zentralnervensystem (ZNS).[14]

Willkommen in Molken-Kuckucksheim

Auch aus Fleisch und Blut werden während der Verdauung Exorphine (sog. Haemorphine) freigesetzt.[2] Sie sind offenbar mit den Exorphinen der Milch des jeweiligen Tiers identisch. Welche Exorphine vom Menschen individuell bevorzugt werden, ist vermutlich auch eine Frage der Gewöhnung. Manche Rauschdrogen wirken erst beim zweiten oder dritten Konsum, weil die entsprechenden Rezeptoren erst vermehrt gebildet werden müssen. Gerade bei Lebensmitteln ist diese Strategie sinnvoll, um den Menschen zu einer für ihn vorteilhaften Ernährung zu verleiten: Erst wenn der Körper weiß, dass die Kost für ihn vorteilhaft ist, bildet er die jeweiligen Rezeptoren vermehrt aus.

Dies könnte erklären, warum der Fleischappetit des Menschen recht spezifisch ist: Während der BSE-Krise gelang es nicht, das Rindfleisch dauerhaft durch andere Fleischarten zu ersetzen. Rindfleischesser wechselten auf Käse – vermutlich, weil darin die gleichen Eiweiße enthalten sind. Nicht umsonst gilt β-Casomorphin als wichtiger Geschmacksträger des Käses, obwohl es bitter ist.[16] Die Molke ist weitgehend frei davon. Sie schaffte es trotz jahrzehntelanger Marketingbemühungen und intensiver geschmacklicher Bearbeitung jedoch nicht, ihren Nischenmarkt zu verlassen.

Beim Sojaeiweiß ist das letzte Wort noch nicht gesprochen: Vor kurzem wurden darin Exorphine entdeckt, die im Tierversuch dem Casomorphin der Milch vergleichbar waren.[15] Vielleicht ist das der Grund, warum Sojaprotein bei geschickter Aufarbeitung nicht generell als ungenießbar angesehen wird und in Billigprodukten teures Milcheiweiß zu einem gewissen Grade zu ersetzen vermag.

Neben der Milch hat sich vor allem der Weizen unter den Exorphinlieferanten in unserer Nahrung einen Namen gemacht. Der Weizenkleber enthält ein Exorphin, das zehnmal so wirksam ist wie Morphin aus dem Schlafmohn.[9]

Brot, Nudeln und Kuchen aus Weißmehl erfreuen sich also nicht nur deshalb ausgesprochener Beliebtheit, weil sie über den Blutzuckeranstieg via Serotonin für eine bessere Stimmung sorgen. Mehlspeisen, Pizza und Gebäck sind auch dank ihrer Opiate pharmakologische Trostpflaster bei körperlichem oder seelischem Schmerz. Auch der große Konkurrent des Weizens, der Reis, verwöhnt uns mit ein paar Exorphinen.

Der träge Darm: Im Dunkeln ist gut munkeln

Der Verwöhneffekt des Frühstücksbrötchens hat manchmal auch eine unerwünschte Nebenwirkung. Er führt zur Verstopfung. Denn es sind drei Wirkungen, die Opiate kennzeichnen: Sie entspannen verkrampfte Atemmuskeln, sie verbessern die Stimmung, und sie verlangsamen die Darmperistaltik. Demgegenüber steht die populäre Vorstellung, die einen «trägen Darm» als Beweis für einen Mangel an Ballaststoffen wertet. Zunächst: Die Darmperistaltik ist autonom wie die Atmung. Wer die Darmperistaltik mit Ballaststoffen «aktivieren» will, könnte genauso gut mit Grippeerregern den Hustenreiz und damit die «Atmung anregen». Ballaststoffe sorgen auch nicht für Volumen und Konsistenz des Stuhls. Dafür ist ihr Anteil mengenmäßig viel zu gering. Wird die Darmperistaltik verlangsamt, dann resorbiert der Darm über einen längeren Zeitraum Wasser aus dem Stuhl – und die Fäzes schrumpfen und verhärten. Daher die Obstipation.

Ballaststoffe, vor allem unlösliche Pflanzenfasern, reizen die Darmschleimhaut. Um eine Entzündung zu vermeiden, schützt sich der Darm durch beschleunigte Ausscheidung. Dies ist ebenso wenig eine «Normalisierung des Stuhlgangs» wie eine Salmonellose, die ebenfalls der Peristaltik Beine macht. Wer zur «Regulierung des trägen Darms» über längere Zeiträume Ballaststoffe verzehrt, wird allenfalls mit einem Reizdarm (irritablem Colon) belohnt. Nicht umsonst wird bei Reizdarm leichtverdauliche, ballaststoffarme Kost verordnet.

Verstopfung ist – einmal abgesehen von organischen Ursachen wie dem Missbrauch von Abführmitteln – eine typische Folge des Verzehrs von Opiaten. Da das Weizenexorphin zehnmal so potent ist wie Opium, darf man sich nicht wundern, wenn es die Aktivitäten des Darms ein wenig bremst und manche Menschen mit Verstopfung reagieren.[17] Dass wir zwar alle Weizen mögen, aber nicht gleichermaßen mit Verstopfung reagieren, hängt damit zusammen, dass es im Darm etwas andere Opiatrezeptoren gibt als im Zentralnervensystem – und dass sich diese Rezeptoren von Mensch zu Mensch unterscheiden (Polymorphismen).[10] Gleiches gilt übrigens auch für Milch, die bei manchen Kindern chronische Verstopfung hervorrufen kann.[5] Die Darmpassagezeit ließ sich im Tierversuch durch Milchexorphine verlängern – ein Effekt, der durch den Opiat-Gegenspieler Naloxon aufgehoben wurde.[6, 8]

Obwohl Pommes weniger Ballaststoffe enthalten als Weißmehlbrötchen, stehen sie nicht als Ursache der Verstopfung am Pranger. Denn die psychotropen Stoffe der Pommes sind β-Carboline (siehe Seite 66). Diese Alkaloide docken nicht an die Opiatrezeptoren im Darm an. Bei Durchfall gibt's trockene Brötchen und keine frisch frittierten, ballaststofffreien Pommes. Wer also nach dem Verzehr eines Lebensmittels unter Diarrhö (z.B. als Folge einer Milchzucker-Unverträglichkeit oder Zöliakie) oder Verstopfung (z.B. durch Schokolade, Weißbrot oder Käse) leidet, verträgt diese Speise nicht und sollte sie je nach Empfindlichkeit mehr oder weniger meiden.

Weizen als Waffe

Doch verlassen wir die gastroenterologischen Gedankengänge und wenden wir uns lieber der Weltgeschichte zu. Denn das «Suchtpotenzial» der Exorphine beflügelte natürlich die Phantasie der Forscher. Für einigen Wirbel sorgten Greg Wadley und Angus Martin vom Zoologischen Institut der Melbourner Universität. Sie glauben, der Mensch sei wegen der Exorphine vom Jäger und Sammler zum Bauern und Viehzüchter geworden. Die ersten Nutzer von Grassamen und Milch hätten sich schnell an die angenehme Wirkung der Exorphine gewöhnt und die landwirtschaftlichen Techniken verbreitet und verbessert, um den «Drogennachschub» zu sichern. Die beruhigende Wirkung der Nahrung erleichterte nach dieser Vorstellung auch das enge Zusammenleben in den entstehenden dichtbevölkerten Orten.[20]

Der entscheidende Grund für die Sesshaftwerdung, für den Ackerbau, war dies gewiss nicht. Aber es ist durchaus plausibel anzunehmen, die Exorphine hätten dazu beigetragen, dass der Mensch Weizen kultivierte und nicht Pfifferlinge oder Melden. Der Anlass, Grassamen zu verarbeiten, ja buchstäblich ins Gras zu beißen, war eher die blanke Not. Aber dass der Mensch dabeigeblieben ist und die höchst unergiebigen Wildgetreide in mühsame Kultur genommen hat, kann sehr wohl damit zusammenhängen, dass sein Körper aufgrund der Exorphine Gefallen daran fand. So kam der Mensch auf den Geschmack. Die Herstellung von Weißmehl war keine Kunst. Denn die Mahl- und Zubereitungstechniken waren dank der weitverbreiteten Nutzung von Eicheln und der Herstellung von Eichelmehl allgemein verfügbar.[1] Die Gewinnung von kleiearmem Weizenmehl bereitet auch unter «primitiven» Bedingungen keine Probleme.

Für die Idee von Wadley und Martin spricht noch eine weitere Beobachtung: In entwicklungspolitischen Kreisen wird der Weizen oftmals als «Waffe» bezeichnet, weil es den USA immer wieder gelungen ist, in Ländern der Dritten Welt durch Hilfslieferungen von Weizen die einheimische Landwirtschaft ins Abseits zu drängen. Politiker wie der US-Senator Hubert Humphrey sprachen ganz offen davon, dass die Bevölkerung anderer Länder vom Weizen abhängig würde.[12]

Der Vorwurf der entwicklungspolitischen Gruppen, die Menschen hätten schnell das Interesse an ihren traditionellen Zerealien – vorzugsweise Hirse – verloren und ihr eigenes Saatgut gleich mit aufgegessen, scheint dem Senator recht zu geben. Denn Völker geben nicht aus einer Laune heraus ihre traditionelle Ernährungsweise auf, im Gegenteil, es heißt, ein Mensch würde eher seine Muttersprache aufgeben als seine Küche. Viele Einwanderer in den USA haben sich ihre traditionelle Küche bewahrt, aber sonst den «american way of life» einschließlich der Sprache übernommen. Auch hierzulande sind türkische Gastwirte, die statt Döner und Co. Knödel und Sauerbraten anbieten, nur schwer vorstellbar. Wahrscheinlicher ist, dass das Weizenbrot den Beschenkten ungleich «besser schmeckte» als der bewährte Hirsebrei. Der Weizen hat durch seinen Exorphingehalt genauso

Ernährungsgeschichte geschrieben wie einst die Gewürze. Diese Geschichte ist allerdings noch nicht zu Ende, sondern noch in vollem Gange.

Drogen im Brot:

Das Mysterium des Abendlandes

Wenn es eine Pflanze gibt, die die Esskultur des Mittelmeerraums und damit des Abendlandes geprägt hat, dann ist es der Weizen, der uns unser tägliches Brot liefert. Doch nahezu unbemerkt schuf unser Brotgetreide auch die Grundlage für die spirituelle Kultur des Abendlandes: Denn ganz gleich, ob Dinkel, Roggen, Gerste oder Hartweizen, alle enthalten von Fall zu Fall sogenannte Mutterkörner *(Secale cornutum)*.

An sich kann beim Mutterkorn von Spiritualität überhaupt keine Rede sein. Es ist die Folge einer Getreidekrankheit. Verursacht wird sie von dem winzig kleinen Schlauchpilz *Claviceps purpurea* (einer Pilzgruppe, zu der auch Morcheln und Trüffel zählen), der die Fruchtknoten befällt und dann zu bis zu zwei Zentimeter langen, schwärzlichen, getreidekornartigen Gebilden heranwächst. Das sieht nicht nur hässlich aus, sondern dank seiner Alkaloide vom Ergotamintyp ist Mutterkorn auch ziemlich giftig.

In nassen und kalten Sommern entwickelt sich der Mutterkornpilz auf den Ähren besonders üppig. Wurde aus derart verseuchtem Getreide Brot gebacken, so konnte es geschehen, dass ganze Dörfer und Landstriche an einer Mutterkornvergiftung, medizinisch Ergotismus, erkrankten.[14] Die Finger und Zehen der chronisch Vergifteten begannen sich blau-schwarz zu verfärben. Wegen der brennenden Schmerzen und der allmählich wie verkohlt wirkenden Gliedmaßen sprach man vom «ignis sacer», dem «heiligen Feuer» oder von «Antoniusfeuer», das zu löschen der heilige Antonius angerufen wurde.[9] Manchmal fielen die mumifizierten Arme und Beine auch ohne Blutverlust einfach ab. In einer zweiten Form, der «Krampfsucht», standen neurologische Beschwerden im Vordergrund («Veitstanz»), die in Demenz endeten.

Die große Variabilität der Krankheitsbilder hängt mit den stark schwankenden Gehalten und Mixturen an Ergotaminen zusammen. Die Krankheit wütete im Mittelalter nach wetterbedingten Missernten wie eine Seuche und richtete ähnliche Verheerungen an wie Pest oder Cholera. Künstler jener Tage haben eindrucksvolle Darstellungen dieser fürchterlichen Vergiftung hinterlassen, so Pieter Brueghel der Ältere in seinem berühmten Gemälde «Der Kampf zwischen Karneval und Fasten».

Die letzten Berichte von Massenvergiftungen kommen aus dem Ural (1926/27) mit mehr als 10000 Betroffenen; 1951 forderte Ergotismus noch einmal in Frankreich rund 200 Opfer (darunter mehrere Tote), die Brot und Teilchen aus der örtlichen Bäckerei gegessen hatten.[9, 10] Was zunächst verschwunden schien, feiert dank der Forderung nach natürlicher Kost inzwischen wieder fröhliche Urständ: «Ergotismus nimmt in den letzten Jahren durch Verbrauch von ungereinigtem Getreide ab Feld oder auch Bioläden wieder zu», lesen wir in einem Lehrbuch für Toxikologen, «nachdem er seit 1953 in Europa praktisch verschwunden war.»[7, 8]

Eine traumhafte Entdeckung

Alles, was giftig ist, weckt bekanntlich die Neugier der Pharmazeuten. Auch das Mutterkorn erwies sich pharmakologisch als Fundgrube.[11] Bewährt haben sich seine Wirkstoffe bei Migräneanfällen sowie zur Einleitung der Wehen.[9] (Der Name Mutterkorn leitet sich übrigens nicht von der Gebärmutter ab, obwohl es früher zur Abtreibung verwendet wurde, sondern von lateinisch «mutare», einem «mutierten», d.h. veränderten Korn.[4]) Beim therapeutischen Einsatz von Mutterkornextrakten trat allerdings eine unerwünschte Wirkung auf: Bei längerer Einnahme kam es zu Suchtfällen.[2] Einige Ergot-Alkaloide rufen schon in niedriger Dosierung Halluzinationen hervor; ein Effekt, der auch bei Mutterkornvergiftungen immer wieder beobachtet wurde.

Die chemische Verwandtschaft zu traditionellen Halluzinogenen nahm der Schweizer Chemiker Albert Hofmann zum Anlass, sich diese Stoffe etwas näher anzusehen. Ergotamine sind Lysergsäurederivate – und so wurde 1943 von ihm das LSD (Lysergsäurediäthylamid) entdeckt. Es unterscheidet sich vom natürlichen Ergin, dem Grundstoff aller Mutterkornalkaloide, nur minimal. Ergin ist zugleich der Hauptwirkstoff von Rauschmitteln, die seit langem von den altindianischen Kulturen Mittelamerikas genutzt werden, wie die Samen einer Windenart namens «Ololiuhqui».[5,6]

Auf dem Weg nach Eleusis

Machen wir einen großen Sprung zurück. Irgendwann im 2. Jahrtausend v. u. Z. begründeten frühe Griechen in Eleusis in der Nähe von Athen einen Ritus, der zum wohl populärsten, aber auch bestgehüteten Geheimnis der Antike werden sollte: die Eleusinischen Mysterien. Sie fanden zu Ehren der Erdgöttin Demeter (die sich noch in der deutschen «Kornmuhme» wiederfindet)[12] und ihrer Tochter Persephone zweimal im Jahr statt: die kleinen Mysterien im Frühling, die großen Mysterien im Herbst nach der Ernte. Rund 2000 Jahre, bis zum Niedergang der Feiern im 4. Jahrhundert u. Z., pilgerten die Gläubigen im September eines jeden Jahres von Athen über die heilige Straße nach Eleusis, um ihren Göttinnen zu huldigen.

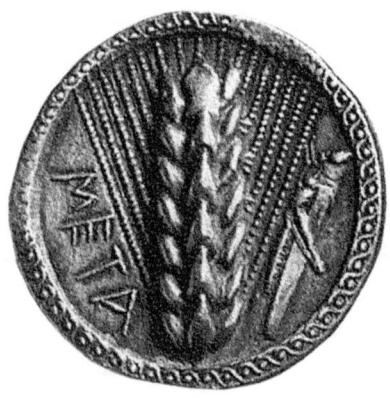

Abb. 2: Griechische Münze aus Metapont/Lukanien um 500 v. u. Z.

Diese Mysterien waren nur Eingeweihten vorbehalten und haben Denken und Gesellschaft im antiken Griechenland in einer Weise geprägt wie kein anderes spirituelles Ereignis. Zu den Anhängern der Religionsgemeinschaft gehörte die Elite der antiken griechischen Philosophen wie Sokrates, Platon und Aristoteles, später auch römische Staatsmänner wie Cicero sowie Künstler und Generäle. Der Tragödiendichter Sophokles beschrieb die Erfahrung der Gläubigen: «Dreifach glücklich sind jene unter den

Sterblichen, die, nachdem sie diese Riten gesehen, zum Hades schreiten; ihnen allein ist dort wahres Leben vergönnt.»[1]

Wie lief die Einweihung in die Mysterien ab? Man pilgerte, hielt Prozessionen ab, sang und tanzte. Die Nacht verbrachten die Pilger in der großen Mysterienhalle und nahmen dort gemeinsam einen von den Priestern zubereiteten «heiligen Trank» zu sich. Und das, was sie dann erlebten, durften sie «schauen», aber sie durften keinesfalls darüber sprechen, sonst drohten strengste Strafen. Und so blieb das Geheimnis gewahrt, bis sich drei Männer – der Vater der Ethnomykologie, Gordon Wasson, der Chemiker Albert Hofmann und der Altertumsforscher Carl Ruck – daranmachten, dieses Geheimnis nach fast vier Jahrtausenden zu lüften.

Aufgrund von Schriftzeugnissen wie Homers Demeterhymnus und Aufzeichnungen des antiken Redners Aristides Rhetor vermuten Wasson und seine Mitstreiter, dass sich die Teilnehmer durch ein Getränk mit einer Droge – dem Mutterkorn – in einen Rauschzustand versetzten und eindrucksvolle Halluzinationen erlebten. Der Chemiker Albert Hofmann, der durch seine Entdeckung des LSD berühmt wurde, betont die strukturellen Ähnlichkeiten der Alkaloide in Mutterkorn und LSD (siehe Kapitel 3). Für rauschartige Zustände bietet sich die Kombination von originären Mutterkornwirkstoffen mit Alkohol an, so wie auch beim Dionysos-Kult der Wein mit anderen Drogen gemischt wurde.[2]

Hofmanns Meinung nach wäre es den antiken Priestern durchaus möglich gewesen, aus Mutterkornpilzen die geeigneten Halluzinogene zu extrahieren. «Wir wissen zwar nicht», schreibt Hofmann, «welche Chemie das Gersten- oder Weizenmutterkorn aufwies, das im 2. Jahrtausend v. Chr. auf der rarischen Ebene [die an das Heiligtum von Eleusis grenzt] angebaut wurde. Aber es ist sicherlich nicht zu weit gegriffen anzunehmen, dass die dort angebaute Gerste Wirt eines Mutterkornpilzes war, der [...] lösliche halluzinogene Alkaloide enthielt.»[12] Thomas Geschwinde, einer der intimsten Kenner der Welt der Drogen, ergänzte, dass die Farbe der Extrakte – auf die sich auch der lateinische Beiname «purpurea» bezieht – für die alten Griechen eine ganz besondere Bedeutung hatte: Ihnen versprach «die scharlachrote Farbe die Auferstehung nach dem Tod».[2]

Besonders geeignet wäre das Mutterkorn des Grases *Paspalum distichum*, das im Mittelmeerraum weit verbreitet war. Denn es enthält bereits von Natur aus geeignete halluzinogene Alkaloide. Es hätte genügt, die Samen einfach zu vermahlen und in Wein aufzulösen. Die überlieferten Erfahrungen nach Konsum des Einweihungstranks – «Furcht und Zittern in den Gliedern, Schwindel, Übelkeit und kalter Schweiß» sowie lebhafte Visionen – passten ebenfalls zu dem, was Hofmann aus seinem Selbstversuch mit LSD kannte.[12]

Athener LSD-Partys

Natürlich trifft diese pharmakologische Erklärung der Mysterien bei vielen Historikern und Theologen nicht unbedingt auf Gegenliebe. Bis heute führen sie den «heiligen Trank» der Demeterjünger, deren Visionen und tiefe Gemütsbewegungen, auf einige Schalen Wein und eine nächtliche Bühnenshow zurück. So tat die Philologin Marion Giebel Wassons Theorie mit der Bemerkung ab, dahinter stecke nicht mehr als eine «für den modernen Betrachter bequeme Erklärung religiöser Phänomene».[3] Es erscheint jedoch kaum glaublich, dass sich Männer und Frauen der Gelage-erfahrenen, abgebrühten Athener High Society wie

Sophokles oder Platon, denen Rausch, Gesang und Tanz wohlvertraut waren, von dünnem Wein, ein wenig Musik und sakralem Theaterspiel hätten derart beeindrucken lassen. Nein, das antike Eleusis war kein bayerischer Passionsspielort und auch kein trockenes Philologieseminar.

Dass es bei den Mysterien um mehr als eine Amphore Wein ging, zeigt auch die harsche Reaktion der Athener Obrigkeit, als es 415 v. u. Z. zu einem handfesten Skandal kam: Einige hochrangige Athener, darunter der berühmte Heeresführer Alkibiades, hatten das Schweigegebot gebrochen und ihren Gästen den «heiligen Trank» als Partydroge serviert. Wie den Prozessakten zu entnehmen ist, wurde Alkibiades daraufhin angeklagt, seines Postens samt seines Besitzes enthoben und musste aus der Stadt fliehen. Bei einem normalen Gelage mit Hetären («Callgirls») und dem üblichen Besäufnis hätte ein hoher Militär im keineswegs prüden Athen wohl kaum eine derart harsche Reaktion fürchten müssen – nicht Wein, Weib und Gesang, sondern die Entweihung von harten Drogen mit LSD-Struktur wurde ihm zum Verhängnis.[1]

Wenn Wasson, Hofmann und Ruck recht haben, dann basiert die geistige Welt der Griechen, der Quell unserer abendländischen Kultur und Weltanschauung, zu einem nicht unbeträchtlichen Teil auf einem gemeinschaftlichen mystischen Drogenerlebnis.[1] Die Erkenntnis, dass womöglich ein unscheinbarer halluzinogener Pilz im Zentrum von metaphysischen Erfahrungen, von Göttern, Religion und dem Glauben an das Übernatürliche steht, mag für manche enttäuschend sein. Andererseits hat sie auch etwas Befreiendes und Völkerverbindendes: Zu allen Zeiten haben Menschen, ganz gleich welcher Hautfarbe, versucht, mit Hilfe von Pilz- oder Pflanzendrogen die Fesseln von Raum und Zeit zu sprengen, um ihren Göttern nahe zu sein und der Angst vor dem Tod ein Schnippchen zu schlagen. So bekommt der Satz «Religion ist Opium fürs Volk» eine ganz neue und viel konkretere Bedeutung.

4

Der Stoff, aus dem die Träume sind

Amine, Alkaloide und Amphetamine

Pflanzen, aber auch manche Pilze und Tiere, sind äußerst erfinderisch, wenn es darum geht, mit psychogenen Substanzen Feinde abzuwehren. Pflanzen wie der Peyotl-Kaktus setzen auf Amine wie Meskalin; Kokastrauch, Schlafmohn und Brechnuss verlegen sich auf komplizierter aufgebaute Alkaloide wie Kokain, Morphin und Strychnin (siehe Abb. 3, S. 60). Chemiker und Arzneistoffhersteller können da nur grün vor Neid werden: Scheinbar nebenbei stellt das simpelste Kraut Moleküle her, die man im Labor – wenn überhaupt – nur nach erheblichem Einsatz von Gehirnschmalz synthetisieren kann. So riesig die Zahl der psychogen wirksamen Stoffe auch ist, ein bisschen Nachsicht üben die Pflanzen mit den Chemikern denn doch: Die Substanzen lassen sich größtenteils in eine von drei chemischen Klassen einordnen: die Amine, die Alkaloide und die Amphetamine.

In geringeren Konzentrationen erzeugen viele dieser Stoffe einen mehr oder weniger heftigen Rausch und sind in größerer Dosis oft hochtoxisch. Das hat einen triftigen Grund: Diese durchweg bitter schmeckenden Stoffe sollten keine Hippies auf den Trip schicken, sondern ursprünglich gefräßige Mäuler vom Naschen abhalten. Weder Kokastrauch noch Schlafmohn konnten ja ahnen, dass sich im Laufe der Evolution ein Wesen mit Denkvermögen entwickeln würde, das ihre Abwehrstoffe als Rauschdrogen aufbereitet und «nutzt».

Morphin und Kokain wirken nur deswegen aufs Nervensystem, weil sie die Struktur von körpereigenen Botenstoffen wie Serotonin, Dopamin oder Adrenalin nachahmen. Diese Neurotransmitter sorgen dafür, dass die Signale in den Nervenbahnen weitergeleitet werden. In passender Konzentration blockieren Rauschdrogen die Signalübertragung, bringen sie ins Stolpern oder verlängern die Verweildauer von Neurotransmittern am Wirkort und damit ihre Wirkung beträchtlich. Das hat oft dramatische Effekte auf die Wahrnehmung: Sie kann verzerrt werden, es kann zu Halluzinationen kommen, oder die Wirkung ist beruhigend und einschläfernd. Andere Substanzen sorgen dafür, dass sich die Aufmerksamkeit erhöht.[6]

Derartiger «Stoff» wirkt aber nicht nur bei Säugetieren berauschend bis tödlich. Auch gefräßige Heuschrecken ereilt ein trauriges Schicksal, wenn sie ein Feld voll Schlafmohn anknabbern. Die Tierchen werden steifbeinig, stürzen ab, krabbeln wackelig, aber zielstrebig zur nächsten Pflanze. Dort vertilgen sie noch mehr morphinhaltigen Mohnsaft, bis der Tod sie ereilt.

Original und Fälschung: Amine

Wer die neuronalen Botenstoffe seiner Feinde fälschen will, um diese damit zu schwächen, nutzt dafür am besten dieselben Ausgangsmaterialien. Wie das funktioniert, lässt sich gut am Neurotransmitter Serotonin erläutern: Der Körper erzeugt Serotonin aus einem normalen Eiweißbestandteil, der Aminosäure Tryptophan. Wie der Name schon sagt, tragen Aminosäuren eine Aminogruppe ($-NH_2$) und eine Säuregruppe (-COOH) im Molekül. Zuerst wird dem Tryptophan die Säuregruppe abgeknipst. Ohne die Säuregruppe darf es sich natürlich nicht mehr Aminosäure nennen. Aber da die Aminogruppe erhalten geblieben ist, kann sich das verstümmelte Molekül jetzt als Amin bezeichnen. Das Tryptophan hat sich so in Tryptamin verwandelt. Wird dieses Amin noch an einer bestimmten Stelle mit einer OH-Gruppe verschönert, entsteht 5-Hydroxy-Tryptamin, wie das Serotonin von Chemikern genannt wird.

Drogenliefernde Lebewesen verwandeln das Tryptamin nicht in den Botenstoff Serotonin, sondern in diverse chemisch damit eng verwandte, aber halluzinogen wirkende Amine. Die Aga-Kröte erzeugt aus Tryptamin Bufotenin, südamerikanische Mimosen und Rötegewächse verwandeln es in Dimethyltryptamin (DMT), und die «mexikanischen Zauberpilze» stellen daraus Psilocybin her (siehe S. 114).

Diese Amine – ob Neurotransmitter oder Halluzinogen – haben eine Gemeinsamkeit: In ihnen ist die wirksame Struktur erhalten geblieben, die sich im Skelett ihres Ausgangsmoleküls Tryptophan verbirgt. Daher können all diese Amine an die entsprechenden Serotonin-Rezeptoren im Gehirn andocken. Natürlich gibt es noch andere Rezeptortypen im Nervensystem, zum Beispiel die adrenergen Rezeptoren. Die dazu passenden Neurotransmitter Adrenalin und Noradrenalin werden vom Körper aus einem anderen Amin, dem Dopamin, erzeugt. Das Dopamin selbst ist ebenfalls ein Neurotransmitter, nach ihm sind die Dopamin-Rezeptoren benannt.

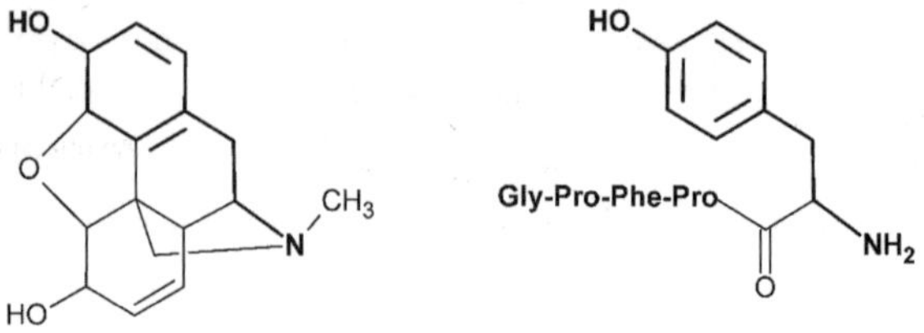

Morphin   **β–Casomorphin 5**

Abb. 3: Strukturelle Ähnlichkeiten zwischen Morphin und dem Exorphin β-Casomorphin 5 aus Milch

Pustekuchen

Im Gegensatz zu den Zauberpilzen hat sich der Gerstenkeimling statt auf Tryptamin auf ein anderes Amin eingeschossen, das Tyramin. Daraus stellt er das psychogene, aber relativ instabile Hordenin her. Ein wenig davon gelangt aus dem Gerstenmalz dann später trotzdem ins Bier. Hordenin ähnelt der Struktur des Botenstoffs Dopamin und sollte darum an Dopamin-Rezeptoren andocken.

Man könnte meinen, dass der Peyotl-Kaktus *(Lophophora williamsii)* sein halluzinogenes Amin Meskalin deswegen aus Dopamin bastelt, damit es dem Noradrenalin ähnelt und an den

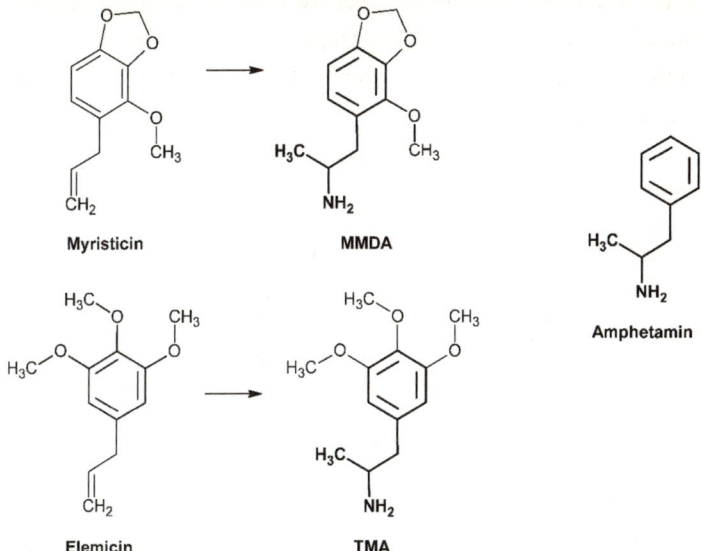

Abb. 4: Entstehung biogener Amphetamine wie MMDA und TMA aus Aromastoffen

Noradrenalin-Rezeptoren Unfug treiben kann. Hier zeigt sich aber, dass auch die schönsten Theorien Mängel haben. Das Meskalin bindet nämlich an Serotonin-Rezeptoren, obgleich seine Passform alles andere als ideal ist. Pharmakologen gehen davon aus, dass die Seitenkette des Meskalinmoleküls an den Rezeptor passt und darum für die psychogene Wirkung des Stoffs verantwortlich ist.

Immerhin lässt sich aus dieser Tatsache schließen, dass auch das eine oder andere eher unverdächtig aussehende Molekül Wirkungen auf die Psyche entfaltet. Das müssen beileibe nicht immer Amine sein. In der Muskatnuss *(Myristica fragrans)* sind

Stoffe enthalten, die erst von Enzymen der Leber in psychogene Amphetamine umgewandelt werden. Es sind das nach Muskat duftende Myristicin und das nah verwandte Elemicin. Aus dem Myristicin entsteht MMDA, aus dem Elemicin TMA (siehe S. 14). So verwandeln sich auf den ersten Blick harmlose Stoffe in Drogen, deren chemische Strukturen der des Meskalins verblüffend ähneln (siehe Abb. 4).

Hot Stuff: Alkaloide

Mit halluzinogenen Aminen und Amphetaminen ist das Psycho-Arsenal von Pflanzen, Schwammerln und Lurchen noch lange nicht erschöpft. Aus Aminen lassen sich noch wesentlich komplizertere Moleküle aufbauen, die Alkaloide. Der Aufwand lohnt sich, denn der Organismus des naschhaften Feindes kann sie oft noch schwerer entgiften als Amine. Auch ein Alkaloid wirkt vor allem dann auf die Psyche, wenn in ihm die Struktur eines Botenstoffs erhalten bleibt.[3]

Die Alkaloidsynthese folgt zunächst einem relativ simplen Grundrezept: Den Anfang kennen wir schon: Man nehme eine Aminosäure und verwandle sie in ein Amin. Jetzt muss man nur noch zusehen, dass das Stickstoffatom des Amins z. B. mit einem Aldehyd einen hübschen Ring bildet. Was die Aldehyde angeht, so können Pflanze und Tier auf eine breite Auswahl zurückgreifen. Der einfachste Vertreter dieser Stoffgruppe ist der Formaldehyd, der auch chemisch weniger Interessierten als augenreizender Mief aus Spanplatten und Billigmöbeln bekannt ist.

Der Acetaldehyd (sprich: Azeht-Aldehüd) ist ein weitverbreiteter Aromastoff. Er verleiht einer breiten Palette von Lebensmitteln Geschmack, von Schnäpsen bis hin zum Joghurt. Komplexer ist der Benzaldehyd, ein ringförmiges Molekül, das den typischen Geruch nach Bittermandeln z. B. in Marzipan hervorruft und auch in vielen Blütendüften das Bouquet abrundet. Die aus Amin und Aldehyd gebildeten Alkaloidmoleküle können an allen möglichen anderen Stellen weiter verändert werden, um Fraßfeinde vor immer neue und schwerer zu lösende Entgiftungsaufgaben zu stellen.

Ganz so einfach wie auf dem Papier funktioniert das natürlich nicht, sonst hätten die Chemiker ja komplizierte, arzneilich wirksame Moleküle schon lange billig im Labor nachgebaut. Auch müsste niemand mehr Schlafmohn zur Morphingewinnung anbauen, damit der Arzt die Schmerzen von Krebspatienten zu lindern vermag. Im Gegenteil, alkaloidproduzierende Lebewesen verfügen über eine komplexe Enzymausstattung, die diese schwierige Arbeit erledigt. Besonders Pflanzen, die sich weder mit Klauen und Zähnen wehren, noch fortlaufen können, setzen auf effektive chemische Waffen: In ihnen fand man 75 Prozent der inzwischen über 12 000 bekannten Alkaloide. Manche Pflanzenfamilien sind darin besonders fit, etwa die Nachtschattengewächse (Tabak, Bilsenkraut, Tollkirsche), die Mohngewächse, die Hülsenfrüchtler (Goldregen) und die Brechnussgewächse.[2]

Dabei sind Alkaloide nicht für alle Lebewesen gleichermaßen giftig. Es hängt auch davon ab, worin die Pflanze ihren größten Feind sieht. Manche Alkaloide wirken z. B. nur auf Insekten und lassen Säugetiere ungeschoren. Das giftige Coniin aus dem Schierling wird von Schafen und Ziegen recht gut verkraftet, von Rindern und Schweinen jedoch weniger, und dem Menschen sollte man vom Schierlingsbecher unbedingt abraten.

Die Pflanze erzeugt ihre Alkaloide aber nicht unbedingt dort, wo wir sie dann später finden. Nikotin wird von der Tabakpflanze in der Wurzel gebildet und danach in die Blätter verfrachtet; dasselbe gilt für das Kokain. Pflanzen lagern in ihren reifen Samen oft besonders große Mengen an giftigen Alkaloiden ein. Das verdirbt Leckermäulern den Appetit an der nährstoffreichen Beute. So schützt die Brechnuss *(Strychnos nux-vomica)* ihre großen und hartschaligen Samen mit hochgiftigem Strychnin; das weiche Fruchtfleisch ist relativ harmlos. Unzerkaut dürften die Samen ohne nachteilige Folgen für Liebhaber von Brechnuss-Obst, also vor allem Nashornvögel *(Bucerops* ssp.), wieder ausgeschieden werden, um dort zu einem Baum heranzuwachsen. Beim Mohn ist es umgekehrt, die Morphine befinden sich in der reifenden Fruchtkapsel, nicht aber in den winzigen reifen Samen, die wir dann als Blaumohn verzehren[3] (siehe S. 122). Hier schützt offenbar die Hülle das Saatgut vor dem herzhaften Biss ins Eingemachte.

Selbst ist der Mann!

Selbst die hartgesottensten Naturstoffchemiker schlagen angesichts der gigantischen Vielfalt der Alkaloide schon mal die Hände über dem Kopf zusammen. Um nicht die Übersicht über diese komplizierte Stoffgruppe zu verlieren, sortieren sie die Alkaloide anhand ihrer ringförmigen Grundstrukturen. Insgesamt gibt es neun Gruppen, deren Ringsysteme so illustre Namen wie Phenanthren, Isochinolin oder Tropan tragen. Die riesige Abteilung der Indol-Alkaloide enthält besonders interessante psychogene Substanzen und Gifte. Sie entstehen aus Aminen, die als Grundstruktur einen Zweierring mit dem Namen Indol aufweisen. Dieses Indolringsystem kennen wir schon, denn es findet sich in unserem alten Bekannten, dem Tryptamin wieder, das wiederum aus der Aminosäure Tryptophan entstanden ist.

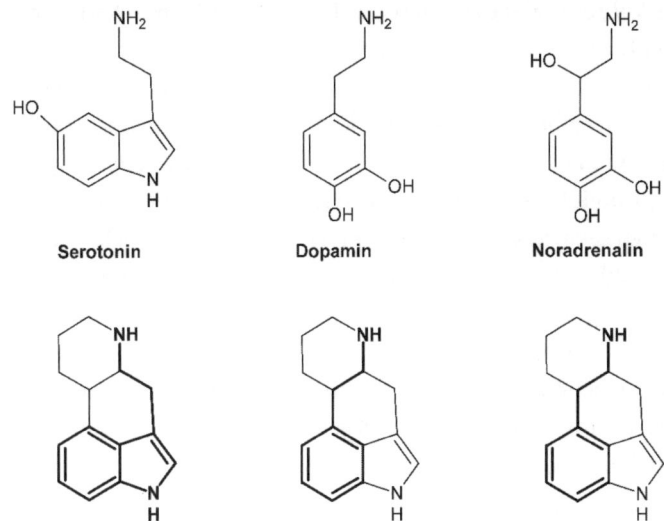

Lysergsäurealkaloide aus Mutterkorn

Abb. 5: Strukturelle Ähnlichkeiten zwischen den Neurotransmittern Serotonin, Dopamin und Noradrenalin und den Lysergsäure-Alkaloiden aus Mutterkorn (Claviceps purpurea)

Berüchtigte Indol-Alkaloide sind das Strychnin aus der Brechnuss und die halluzinogenen Lysergsäure-Alkaloide des Mutterkorns *(Claviceps purpurea).* Diese äußerst kompliziert gebauten Alkaloide des parasitischen Pilzes sind besonders heftige Halluzinogene. Denn formal sind in diesen Molekülen gleich drei Neurotransmitter-Strukturen enthalten: Dopamin, Serotonin und Adrenalin. Mutterkornalkaloide können also an die Dopamin-, die Serotonin- und die adrenergen Rezeptoren andocken (Abb. 5). Kein Wunder, dass schon winzige Mengen davon genügen, um psychedelische Effekte auszulösen, und die Lysergsäure als Vorbild für das synthetische LSD (Lyserg-Säure-Diäthylamid) diente.[5, 8]

Wer jetzt hofft, dass Indol-Alkaloide nur von fiesen Pflanzen und Pilzen hergestellt werden können, denen man aus dem Weg gehen kann, der irrt. Einfach aufgebaute Indol-Alkaloide wie die β-Carboline werden bei jeder feuchtfröhlichen Fete erzeugt. Sie bilden sich aus körpereigenem Tryptamin und hochreaktivem Acetaldehyd, der beim Abbau des Alkohols in der Leber entsteht.[1, 7] Solche β-Carboline stellen das eigentliche suchterzeugende Prinzip des Alkohols dar (siehe Kapitel 11). Der Acetaldehyd verschmäht auch andere Amine als Reaktionspartner nicht. Mit Tyramin, das aus der allgegenwärtigen Aminosäure Tyrosin entsteht, verbindet sich der Acetaldehyd im Körper zu dem vergleichsweise simpel aufgebauten Alkaloid Salsolin. Leichte Veränderungen am Molekül ergeben Salsolinol.[4] Dieses psychogene Isochinolin-Alkaloid kennt man seit langem aus der Banane, was die immense Beliebtheit der Gelbfrucht erklärt.

Lockruf des Waldes

Von Göttern, Berserkern
und Hippies

Essen Sie gern Pilze? Nein, nicht das Mutterkorn, sondern echte Speisepilze? Dann sind Sie in guter Gesellschaft. Pilze sind eine beliebte Beilage zu vielen Gerichten, sei es Jägerschnitzel mit Champignons, Hirschragout mit Pfifferlingen oder Kalbsfilet mit Steinpilzen. Aber mit diesen drei Vertretern sind die Kenntnisse der meisten Zeitgenossen über die Vielfalt unserer heimischen Pilzwelt auch schon erschöpft. Speisepilze mit so knorrigpoetischen Namen wie Flockenstieliger Hexenröhrling, Samtfuß-Rübling, Ziegen-Ellerling, Natternstieliger Schleimfuß oder Graublättriger Schwefelkopf, die in der Bibel der Pilzsucher, dem «Kleinen Jahn», aufgeführt werden und früher je nach Region und Jahreszeit häufig auf den Tisch kamen, sind heute nur noch Mykophilen bekannt.[17]

Im Grunde ist das kein Wunder, denn Pilze sind relativ nährstoffarm und müssen in der Regel gründlich und über längere Zeit erhitzt werden, bevor man sie gefahrlos verzehren kann, was ihre karge Energiebilanz weiter verschlechtert. Und selbst nach dem Erhitzen sind sie oft schwer verdaulich, wie schon der griechische Arzt Dioskurides erkannte, der im 1. Jahrhundert u. Z.

als Erster wissenschaftlich über Pilze schrieb.²⁸ Denn anders als bei der Schnecke weist der menschliche Verdauungstrakt keine effiziente Chitinase auf, mit der sich die Chitinzellwände der Pilze abbauen lassen. Und last, but not least ist auch der Verzehr von geschmorten Pilzen nicht ohne Risiko: Wer Wiesenchampignons mit Knollenblätterpilzen verwechselt, hat wahrscheinlich seine letzte Mahlzeit zu sich genommen. Insofern sind Schwammerl ernährungsphysiologisch eher etwas für Hungerzeiten. Das Nahrhafteste an getrockneten Pilzen sind nicht selten die Maden der Pilzmücken, die sich alsbald darin tummeln.

Pilze allein als Nahrung zu betrachten, wäre demnach allzu einfach. Gerade wegen ihrer psychoaktiven Inhaltsstoffe, die zu Vergiftungen führen können, dienten sie seit eh und je als Rauschmittel, das es erlaubt, mit den Göttern in Kontakt zu treten. Vielleicht haben auch Speisepilze mehr zu bieten als nur ein paar Mineralien oder Ballaststoffe? Nicht zufällig verschwimmen diese Unterschiede von Fall zu Fall, und manche Pilze, die in der einen Region als essbar gelten, sind in einer anderen giftig. So hat die Großmutter einer der Autorinnen, die eine eifrige Pilzsammlerin war, in den Hungerzeiten nach dem Zweiten Weltkrieg mehrfach erlebt, dass Flüchtlinge aus dem Osten im Rheinland Fliegenpilze verzehrten, die bei ihnen als ungiftig galten. In der Folge kam es freilich wiederholt zu schweren Vergiftungen. Je nach Standort und Klimabedingungen kann der Pilz kaum oder stark giftig sein. Beim Fliegenpilz nimmt die Giftigkeit offenbar von Ost nach West zu, bei der Frühjahrslorchel scheint es umgekehrt zu sein.⁶

Wie dem auch sei, in Frankreich schätzt man gekochte und eingesalzene Fliegenpilze als Konserve[13, 14], wobei man sich über deren besondere Qualitäten offenbar durchaus im Klaren ist – schließlich heißt der Fliegenpilz im Französischen «champignon fou», der verrückte Pilz. Das meiste Gift befindet sich in der roten Huthaut, sodass der Pilz nach deren Entfernung an Giftigkeit verliert.[25] Auch im Alpenraum, der vor allem in den höheren Lagen nicht gerade ein Garten Eden ist, schreckt man vor dem Konsum selbst kulinarisch minderwertiger Pilze wie der ledrigzähen Porlinge nicht zurück. Das hat eine lange Tradition: Schon der «Ötzi», die berühmte, rund 5300 Jahre alte Gletschermumie aus den Ötztaler Alpen, trug Lärchen- und Birkenporlinge *(Laricifomes officinalis, Piptoporus betulinus)* bei sich, die wohl nicht nur als Zunderschwamm dienten. Diese Porlinge werden wegen ihrer halluzinogenen Inhaltsstoffe noch heute zur Berauschung genossen.[1, 12]

Die Speise der Götter

Wein war in der Antike so geschätzt, dass nicht nur die Menschen, sondern auch die Götter ihm reichlich zusprachen, allen voran Dionysos (römisch Bacchus), der Gott des Weines und der Ekstase, stets begleitet von lüsternen Satyrn. Nun ist bekannt, dass Alkohol, in größeren Mengen genossen, zwar «das Verlangen befördert», aber «das Tun dämpft», wie es der Pförtner in ‹Macbeth› so trefflich formuliert. Die sprichwörtliche sexuelle Potenz der bocksbeinigen Satyrn hat die Vermutung genährt, dass der Wein bei den dionysischen Festen nur dazu diente, ein stärkeres Rauschmittel hinunterzuspülen: getrockneten Fliegenpilz *(Amanita muscaria)*. Er galt in der Antike als «Speise der Götter» wie alle roten Speisen. Ambrosia und Nektar waren nach dieser Auffassung Fliegenpilzwein.[12]

Der Konsum dieses Pilzes passt bemerkenswert gut zum Verhalten der Dionysos-Jünger: Er regt die Sanges- und Fabulierfreude an, bewirkt sexuelle Erregung, rauschhafte Ekstase und große körperliche Ausdauer. Auf einige Stunden der Raserei folgt dann die völlige Erschöpfung.[4, 13, 14, 23, 41] Der rote Pilz mit den lustigen weißen Tupfen, den jeder, wenn nicht aus eigener Anschauung, so doch aus Märchenbüchern kennt, ist in Europa, Asien und Nordamerika weit verbreitet und enthält die psychoaktiven Aminosäuren Ibotensäure und Muscimol sowie das Amin Muscarin. Frisch, als Suppen- oder Soßeneinlage, soll der Fliegenpilz angeblich weniger stark wirken. Das wäre denkbar, weil einer seiner Hauptwirkstoffe, das Muscimol, erst beim Trocknen oder Verarbeiten gebildet wird.[22]

Seinen Namen verdankt der Fliegenpilz übrigens der profanen Tatsache, dass er auch Fliegen und Mücken betäubt: So empfahl der Botaniker und Pilzkenner Adamus Lonicerus (1528–1586), ins heutige Deutsch übersetzt: «Die roten Fliegenpilze soll man in Milch sieden und den Mücken hinstellen, damit sie davon sterben»; daher wurden Hauswände bei uns früher mit Pilzbrei bestrichen, um Insekten fernzuhalten.[4, 27]

Seit jeher wird der Pilz von sibirischen und nordamerikanischen Völkern bei religiösen Zeremonien für Visionen genutzt, um im Rausch ihren Göttern nahezukommen. Der Forscher Georg Wilhelm Steller war im 18. Jahrhundert einer der ersten Europäer, der Zeuge wurde, wie der Fliegenpilz (volkstümlich Narrenschwamm) auf seine sibirischen Gastgeber wirkte: «Sie trocknen diese Schwämme, essen solche ohngekäuet in ganzen Stücken, und trinken eine gute Portion kalt Wasser darauf; nach Verlauf einer halben Stunde werden sie davon toll und besoffen, und bekommen allerlei wunderliche Phantasien. Die ... sich aber aus Armut keinen anschaffen können, fangen den Urin von den Besoffenen auf und trinken ihn aus, werden davon ebenso rasend und noch toller, und wirket der Urin bis auf den vierten und fünften Mann.»[34]

Dieses instruktive Beispiel für erfolgreiches Recycling von entsorgungspflichtigen Konsumprodukten ist schnell erklärt, wenn man weiß, dass die Ibotensäure im Körper in Muscimol umgewandelt wird, das mit dem Harn ausgeschieden wird. Muscimol wirkt noch stärker halluzinogen als Ibotensäure. Insofern handelt es sich nicht um das im Umweltsektor verbreitete Downcyceln, sondern ganz im Gegenteil um ein «Upgrading».[27] Stellers Zeitgenosse, der russische Naturforscher und Geograph Stepan Petrovich Krasheninnikov, beschreibt eindrucksvoll die Verschiebung von Perspektiven und Dimensionen, die die sibirischen Fliegenpilzesser erleben: «Sie sind verschiedenen Dimensionen ausgesetzt – erschreckenden oder glücklichen ... wodurch die einen springen, einige tanzen, andere schreien und schrecklichen Terror erleiden, und wieder andere halten einen kleinen Spalt für so groß wie eine Tür und einen Kübel Wasser für so tief wie das Meer.»[23] Bis heute werden in weiten Teilen Sibiriens Fliegenpilze anstelle von Alkohol genossen.

Das Geheimnis des Zaubertranks

Vieles spricht dafür, dass Fliegenpilze nicht nur im hohen Norden, sondern auch in Mitteleuropa früher häufiger auf dem Speiseplan standen: Menschen, die auf einem Fliegenpilz-Trip sind, fühlen sich extrem stark, schier unüberwindlich und unverwundbar. Vieles lässt an die Beschreibung denken, die antike römische Autoren von der «Berserkerwut» nordischer Völker im Kampf gegeben haben. «Berserker» stammt aus dem Altnordischen und bezeichnete ursprünglich das «Bärenhemd», in das sich die Krieger hüllten, um sich ein besonders furchterregendes Äußeres zu geben und die Kraft des Bären zu übernehmen. Die altisländischen Sagen berichten von der blinden, tierischen Wut der ohne Waffen und Rüstung (Brünnen) Kämpfenden, die durch Zauber(mittel) in Ekstase versetzt wurden.

Berühmt-berüchtigt war ihre bis zur Raserei gesteigerte Wut, die ungeheuren Kräfte, die sie im Kampfesrausch entwickelten, und die tiefe Erschöpfung, in die sie nach dem «Berserkergang» fielen: Odin machte, dass seine Männer in der Schlacht ohne Brünnen und rasend waren wie Hunde oder Wölfe, die in ihre Schilde bissen und stark waren wie Bären oder Stiere; sie töteten die Männer, aber weder Feuer noch Eisen verletzten sie; das nannte man ‹berserkirgang›! (Ynglinga-Saga, Snorri Sturluson, um 1220) Auch Tacitus berichtet von tollkühnen Kriegern, die brüllend mit nacktem Oberkörper kämpften – Fliegenpilz führt auch zu Hitzewallungen –, und lobt die Todesverachtung, mit der sie sich in den Kampf warfen. Dieses Know-how dürfte auch in jenem Zaubertrank stecken, mit dem sich der gallische Comic-Held Asterix Cäsars Legionen vom Leibe hielt. Der kluge, pharmakologisch bewanderte Druide Miraculix hat sein Gebräu wohl nicht nur mit Misteln gewürzt ...

Nicht nur griechische Götter, nordische Krieger und gallische Dickköpfe stärkten sich an diesem pittoresken Pilz, auch im 19. Jahrhundert, im prüden Großbritannien von Königin Viktoria, wurde damit experimentiert: In «Alice im Wunderland» isst die Heldin Alice von einem Pilz und fühlt sich abwechselnd winzig klein und riesig groß mit Schlangenhals, sodass sie ihre Schultern aus den Augen verliert. Der Schriftsteller und Mathematiker Charles Dodgson, der unter dem Pseudonym Lewis Carroll schrieb, beschreibt die Symptome eines Fliegenpilz-Trips so genau, dass man annehmen darf, dass er nicht nur das damalige Standardwerk über Pilze, das «Manual of British Fungi», zu Rate gezogen, sondern überdies selbst Erfahrungen mit diesem Pilz

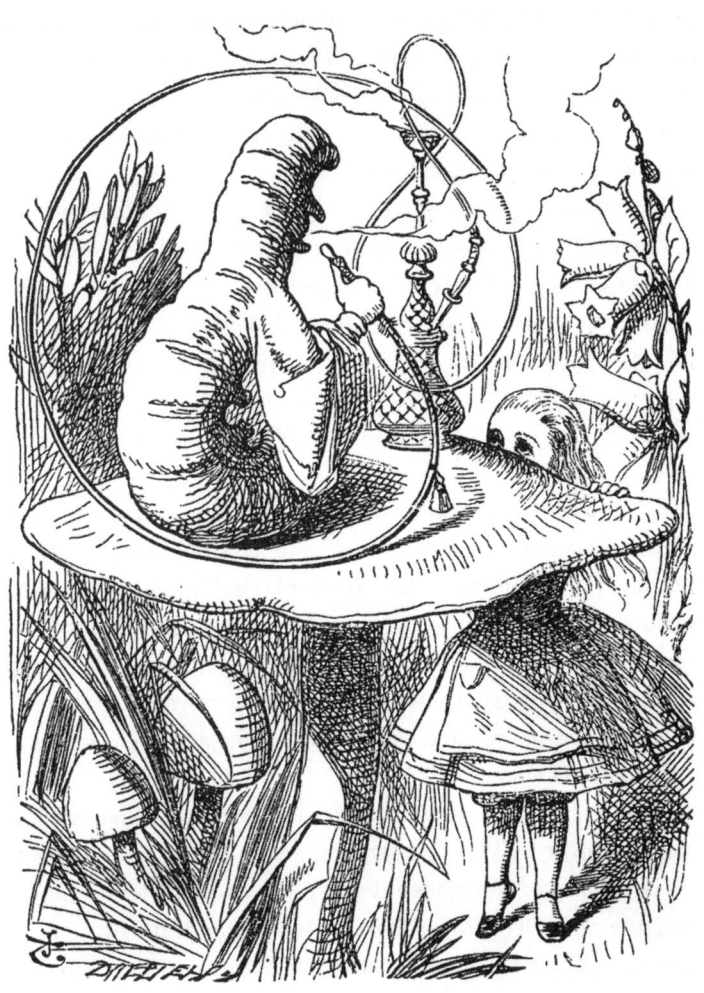

Abb. 6: Alice und die Pilze im Wunderland. Wie es der zeitgenössische Illustrator John Tenniel 1865 auf den Punkt brachte.

gesammelt hat.[4, 7] In jüngerer Zeit soll sich das rote Männlein bei den Hippies, die die kleine Alice schon immer als eine der ihren ansahen, ebenfalls großer Beliebtheit erfreut haben. Nicht von ungefähr ist *Amanita muscaria* in den USA heute einer der meistverzehrten psychotropen Pilze.[4]

Ein potentes Gegenmittel bei einer Fliegenpilzvergiftung ist übrigens Atropin, das Alkaloid der Tollkirsche, denn es verdrängt das Muscarin des Fliegenpilzes wieder von seinen Andockstellen auf der Nervenzelle, den Acetylcholin-Rezeptoren.

Trau, schau, wem!

Die Ambivalenz, diese seltsame Mischung aus Angst und Verlockung, die wir Rauschdrogen gegenüber empfinden, symbolisiert der Fliegenpilz in exemplarischer Weise: Auf der einen Seite ist er der Giftpilz *par excellence*, den buchstäblich jedes Kind kennt, und steht für den Tod. Auf der anderen Seite gilt er aufgrund seiner halluzinogenen Effekte als Glückssymbol (daher der Begriff «Glückspilz») und versüßt, in Schokolade oder Marzipan geformt, das Leben.

Man fragt sich natürlich, warum es bei diesen Inhaltsstoffen nicht häufiger zu Vergiftungen kommt (in Deutschland sind es im langjährigen Durchschnitt rund zehn Todesfälle pro Jahr[20]) und warum in der österreichischen Gastronomie die Gäste nach einem traditionellen Omelett mit Schwammerln nicht halluzinieren. Dies ist zweifellos eine Frage der Dosis und der persönlichen Empfindlichkeit. Wer Pilze nicht verträgt, weil er sich danach «komisch» fühlt, wird sie nicht mehr essen. Aber Vorsicht, die Gehalte an Inhaltsstoffen können stark schwanken. Pilze sind aufgrund ihres variablen Sekundärstoffwechsels unberechenbar – und werden deshalb von vielen als Nahrungsmittel generell gemieden. Das schlägt sich in abgelehnt abschätzigen Ausdrücken wie Toadstools, Paddestoel und Poggenstuhl, sprich Krötenhocker, nieder. In Gegenden mit hohem Drogenbedarf – je weiter nördlich, desto weniger Licht – steigt das Interesse allgemein wieder.

Grenzgänger

Falten-Tintlinge *(Coprinus atramentarius)*, von Mai bis November massenhaft auftretende Speisepilze, sind als junge Exemplare durchaus schmackhaft. Ältere Schwammerl zerfließen zu einer schwärzlich braunen «Tinte», daher der Name. Sie sollen jedoch nicht zusammen mit Alkohol genossen werden.[17] Der Grund ist das Coprin. Coprin hemmt den Abbau von Acetaldehyd, der bei der Verstoffwechselung von Ethanol entsteht. Dann entwickelt der Pilzliebhaber unter Umständen Symptome, die denen nach einer Alkoholintoleranz gleichen:[40] heißes, rotes und schwitzendes Gesicht, beschleunigte Atmung, Kopfweh, Übelkeit und Erbrechen. Der Anti-Alkohol-Effekt kann drei bis vier Tage anhalten.[9]

Genau das Gegenteil trifft für den Knollenblätterpilz zu. Hier hilft bei Vergiftungen der gewöhnliche Alkohol. Dieser Zusammenhang ist aus der Volksmedizin bekannt: Bei Verdacht auf Pilzvergiftung wurde zu ein paar Stamperln nach dem Essen geraten. Aber auch, wenn die positive Wirkung von Alkohol gesichert ist,[10, 11] raten wir in einem solchen Fall zum Anruf bei der Giftnotrufzentrale.

Der Riesen-Trichterling *(Clitocybe gigantea)*, ein «guter und infolge seiner Größe lohnender Speisepilz»,[17] weil fleischig und gesellig (er bildet ergiebige Hexenringe von bis zu 35 Meter

Durchmesser), enthält wie alle hellfarbenen *Clitocybe*-Arten Muscarin, also jenen Stoff, der auch für die Rauschwirkung des Fliegenpilzes verantwortlich ist.[28] Ein gerade in Süddeutschland und Frankreich sehr beliebter Speisepilz, der Nebelgraue Trichterling *(Clitocybe nebularis)*, enthält wahrscheinlich ebenfalls etwas Muscarin sowie Nebularin.[42] Er wird unter der Bezeichnung «Herbstblattln» auf dem Markt angeboten.[12] Da Nebularin nicht nur toxisch, sondern auch hitzestabil ist, wird empfohlen, den Pilz erst einmal fünf Minuten im Wasser kochen zu lassen, das Kochwasser wegzuschütten und ihn dann erst fertigzugaren. Nebularin ist ein Analogon von Adenosin. Adenosin-Rezeptoren spielen eine wichtige Rolle in der Psychopharmakologie.[44]

Ein häufiger und gern gesammelter Speisepilz ist auch der Hallimasch *(Armillariella mellea)*, der roh als giftig gilt.[28] Über Toxine im Hallimasch-Gift ist bisher kaum etwas bekannt, doch er scheint, zumindest frisch vom Baumstumpf gepflückt, psychotrope Substanzen zu enthalten, wie eine der Autorinnen im Selbstversuch feststellen konnte: «In einem Anfall von jugendlichem Imponiergehabe verzehrte ich einmal einige Pilzköpfe vor den Augen einer staunenden Kindermeute roh. Sie schmeckten ein wenig säuerlich, aber nicht schlecht. Einige Zeit später begannen die Bäume komisch zu schwanken, die Hände prickelten, mir wurde kalt, und sämtlichen Häusern, an denen es keinen einzigen rechten Winkel mehr gab, wuchsen Dächer aus tanzenden Pilzen. Dann revoltierte der Magen. Vierundzwanzig Stunden später war der Spuk vorbei.»

Der Verzehr des Kahlen Kremplings *(Paxillus involutus)*, dessen manchmal letal wirkende Inhaltsstoffe noch nicht eindeutig identifiziert sind, führt bei manchen Personen zu Schweißausbrüchen, Herzrasen und Übelkeit sowie zu einem eisigen Gefühl von den Füßen bis zum Kopf.[5, 28] Dennoch verzehren sie den Pilz weiter mit Begeisterung – erinnert das nicht fatal an den Fugu-Verzehr und seine Symptomatik (siehe Seite 98)? Immerhin sollen Extrakte des Kahlen Kremplings zumindest bei Mäusen krampflösend und anregend auf das Zentralnervensystem wirken.[3]

Eine der Autorinnen hat den Pilz schon öfter problemlos genossen. Das liegt vielleicht daran, dass der Kahle Krempling mit zahllosen Nadel- und Laubbaumarten in Symbiose lebt und deswegen ein besonders variables Inhaltsstoffspektrum aufweist. Und nicht nur das Psilocybin aus «Zauberpilzen» oder das Muscimol des Fliegenpilzes, sondern auch so manch anderer Stoff, der in hoher Konzentration giftig ist, kann in mittlerer Dosis Euphorien hervorrufen. In niedriger Dosis sorgt er für eine angenehme Stimmung nach dem Mahl: Der Esser entspannt sich, und die Tafelrunde fühlt sich «so richtig gut».

Pilzliebhabern droht aber Ungemach von einer Seite, die Mutter Natur gar nicht vorgesehen hat. 2009 warnte die Europäische Behörde für Lebensmittelsicherheit (EFSA) vor nikotinbelasteten, getrockneten Wildpilzen. Produkte aus China erreichten immerhin Spitzenwerte von 0,5 mg Nikotin/kg und damit mehr als das Zehnfache der akzeptablen Höchstmenge – eine Dosis, die bei empfindlichen Personen kurzzeitig zu einer leicht erhöhten Herzschlagfrequenz, Schwindel und Kopfschmerzen führen kann.[43] Ob z. B. Pestizidrückstände oder stark qualmende Arbeiter die Quelle sind, ist ungewiss; sicher ist hingegen, dass Nikotin sämtlichen Viechern, die gern an Frisch- oder Trockenpilzen naschen, wirkungsvoll den Garaus macht. Statt mit Nikotinpflastern könnten es Entwöhnungswillige hierzulande ja einmal mit einer kräftigen Suppe aus chinesischen Trockenpilzen probieren.

Fernöstliche Geheimnisse

Wie schon der englische Philosoph und Staatsmann Francis Bacon 1627 in seinem *Sylva Sylvarum* bemerkte, bringen Pilze auch den Geschmack nach Fleisch ins Essen – Champignons und Steinpilze, wie wir heute wissen, dank ihres Gehalts an Glutaminsäure und Ribonukleotiden.[37, 38] Im Falle des Shiitake-Pilzes *(Lentinulus edodes)* ist der Fleischeffekt besonders ausgeprägt, was seine Beliebtheit in Regionen erklärt, die zu historischen Zeiten unter Fleischknappheit litten. Im 16. Jahrhundert wurde der Shiitake-Anbau von chinesischen Bauern in Japan eingeführt.[16, 30]

Besonders interessant dürften die γ-Glutamyl-Dipeptide der Shiitake-Pilze sein.[2] Manche davon, etwa das γ-Glutamyl-Glutamat, kommen auch im Gehirn von Säugetieren wie dem Menschen vor.[8, 26] Bei Ratten dienen γ-Glutamyl-Dipeptide offenbar als Botenstoffe oder beeinflussen zumindest die Signalübertragung im Nervensystem.[8, 19, 20, 21, 39] Womöglich bedingt das eine angenehme Zufriedenheit nach dem Verzehr von Shiitake & Co.

Zudem treffen diese γ-Glutamyl-Peptide noch einen anderen Nerv, denn sie sind auch potente Geschmacksverstärker. Werbelyriker im Land der aufgehenden Sonne haben dafür die Bezeichnung *kokumi* ersonnen: «Dieses japanische Wort beschreibt den vollmundigen Geschmack von Nahrungsmitteln, den man von lang gereiftem Käse, einer über Stunden gekochten Hühnerbrühe oder Großmutters Eintöpfen und Pasteten kennt», so eine Firmenschrift von Ajinomoto Foods Europe SAS. Diese Peptide sorgen für das lang anhaltende Geschmackserlebnis und sind u. a. auch in Käse, Zwiebeln und Knoblauch enthalten. Das könnte erklären, warum diese Zwiebelgewächse – trotz ihrer tränenreichen Zubereitung oder des sprichwörtlichen Gestanks – allgemein beliebte Würzgemüse sind.[29, 36]

Das Chemielabor im Wald

Vom König der Pilze, dem Steinpilz *(Boletus edulis)*, dürfen wir vielleicht handfestere Überraschungen erwarten. Er enthält immerhin ein klein wenig α-Amanitin (1–10 ppb [Teile pro Milliarde] Frischgewicht), also das Gift des Grünen Knollenblätterpilzes *(Amanita phalloides)*; das Gleiche gilt für den Wald-Champignon *(Agaricus sylvestris)*.[35] Letzteres verwundert allerdings weniger, da Champignons und Knollenblätterpilze nicht nur ähnlich aussehen, sondern auch wesentlich enger miteinander verwandt sind als mit dem Steinpilz.

In weitaus höherer Dosis als das Amanitin enthalten Champignons Agaritin, ein Derivat des Phenylhydrazin.[18] Die Mengen reichen bis zu 250 Milligramm pro Kilo.[15] Bei Mäusen löst es Erregung und Krämpfe aus, in höherer Dosis tritt der Tod ein.[31] Daneben enthalten Champignons Hydrazin,[24] bis dato vor allem als Ausgangsmaterial zur Herstellung von Raketentreibstoff bekannt. Hydrazin wirkt im Tierversuch neurotoxisch und ruft Depressionen hervor.[31] Beide Stoffe bremsen die Monoaminooxidasen (MAOs), jene Enzyme, die die Amine in der Nahrung unschädlich machen. Es fällt auf, dass Champignons gerne zusammen mit typischen Aminlieferanten in Topf und Pfanne kommen: Vor allem in Tomaten- und Rotweinsoßen wimmelt es nur so von Aminen. Doch herauszufinden, welchen spezifischen psychotropen Verlockungen des Waldes die Liebhaber von Jägersoßen, Champignon-Omeletts und Steinpilz-Risotto erliegen, bleibt künftigen Forschergenerationen vorbehalten.

Fazit ist: Je nach Wirkung und Bekömmlichkeit unterscheidet sich unsere Vorliebe für Pilze von Individuum zu Individuum. Der eine verzehrt Pilze leidenschaftlich gern, der andere verspeist sie nur gelegentlich, und ein Dritter verträgt sie überhaupt nicht. Wir essen die Schwammerl nicht wegen ihres Nährwerts, sondern sie schmecken, weil ihr Verzehr bei denjenigen, die sie mögen, das Lebensgefühl hebt.

6

Bockbier vom Blocksberg

Wenn nachts die Schatten wachsen

Wer zur Pilzpfanne gern ein kühles Pils trinkt, weiß vielleicht, dass dem Gerstensaft einst alkaloidhaltige Bilsenkrautsamen *(Hyoscyamus niger)* zugesetzt wurden, um die Rauschwirkung zu verstärken. Seine Karriere als Rauschdroge begann für das Nachtschattengewächs aber nicht als Lebensmittelzusatz, sondern schon in der Antike als Halluzinogen und Euphorisiakum für eine auserwählte Schar von Eingeweihten.[20, 36] Der botanische Name des Bilsenkrauts, *Hyoscyamus*, kommt ursprünglich aus dem Griechischen und bedeutet «Schweinsbohne» – entweder weil die Zauberin Kirke Odysseus und seine Mannen damit in Schweine verwandelte, wie der antike Dichter Homer schreibt, oder weil die Fruchtkapseln entfernt Saubohnen ähneln.[8] Daneben trug das Bilsenkraut in Hellas den Beinamen «Pythonion», denn es war die «Seherdroge» der Orakelpriesterinnen in Delphi – allen voran Pythia.[5]

Bilsenkraut enthält neben dem Alkaloid Hyoscyamin auch Atropin und Scopolamin.[26] Das schläfrig machende Scopolamin wurde bis in die jüngste Zeit mutmaßlichen Kriminellen oder Spionen als «Wahrheitsdroge» injiziert. Im Dämmerschlaf wird bekanntlich allerlei gestanden.[33] Auf eine ebenso dubiose Anwendung weist sein deutscher Beiname «Altsitzerkraut» hin: Als pflanzliches Gegenstück zum Arsenik, das auch als «Altsitzerpulver» bezeichnet wurde, sorgte Bilsenkraut für die unauffällige Beseitigung von unproduktiven, den Haushalt belastenden Greisen.[20, 34]

Hexenkessel im Sudhaus

Bilsenkrautzusätze zum Bier zwecks Erhöhung der Rauschwirkung scheinen eine lange Geschichte zu haben, denn offenbar kannten schon die alten Germanen diesen Trick[34] – auch wenn ihnen Bier durch den Bittergeschmack im Vergleich zum süßen Met eher gewöhnungsbedürftig erschienen sein dürfte. Die üblen Nebenwirkungen, die beim chronischen Gebrauch von Bilsenkraut-Bier auftreten, sowie akute Vergiftungen mit tödlichem Ausgang führten dazu, dass in der frühen Neuzeit gegen diese Gewohnheiten gesetzlich vorgegangen wurde. So verbietet die Polizeiordnung von Eichstätt 1507 den Brauern ausdrücklich, dem Bier «den Kopf tollmachende» Kräuter wie Bilsenkrautsamen zuzusetzen.

Auch der Rat der Stadt Nürnberg verbot 1557 den Bierbrauern, ihr Gesinde in die Apotheke zu schicken, um dort «Pilsensamen» einzukaufen, die dem Bier in Pulverform beigesetzt wurden.[34] Und nach der Bayrischen Land- und Polizeiordnung von 1649 ist der Zusatz von Wacholder und Kümmel zum Bier wieder gestattet – das Reinheitsgebot von 1516 war offenbar längst vergessen. «Wer aber andere Kräuter und Samen, fürnehmlich Bilsen, in das Bier thut, der soll ... nach Ungnaden gestraft werden.»[34, 36] Richtig gefährlich konnte dem durstigen Biertrinker ein Teufelskreis werden: Das Atropin im Bilsenkraut trocknet den Mund aus, und die Mundtrockenheit sorgt für neuen «Brand», sodass noch mehr giftiges Atropin in den Körper gelangt.[27]

Die Klagen über Biere mit Bilsenkraut, aber auch Stechapfel und anderen toxischen Zutaten, hielten jedoch an. Noch 1822 beschwerten sich Erfurter Bürger, dass das Bier «bey mäßigem Genuß heftige Wallung im Blute, Trockenheit im Schlunde, Schwindel, Kopfschmerz und selbst Erbrechen» verursachte. Leider gab es damals noch keine analytische Nachweismethode, was den Bierpanschern zugutekam und den Missbrauch förderte.[34]

Ob sich der Name der böhmischen Stadt Pilsen, der wir die Biersorte «Pils» verdanken, von der unrühmlichen Technik der Beimischung von Bilsenkrautsamen herleitet, darüber wird noch immer heftig gestritten. Unbestritten ist jedoch, dass es dort im Mittelalter große Bilsenkrautfelder zu genau diesem Zwecke gab. Nach Meinung von Sprachforschern geht der Stadtname «Pilsen» aber wohl eher auf das alttschechische Adjektiv *plzni* (nützlich, angenehm) zurück, als dass sie für die böhmische Stadt den naheliegenden Ursprung annehmen könnten.[34] Wie dem auch sei, für die Pilsener Bierbrauer waren zumindest die kurzen Wege zum nächsten Bilsenkrautfeld sicherlich äußerst *plzni*.

Der Kampf um das Bilsenkraut im Bier zog sich noch bis weit ins 19. Jahrhundert. Im 21. Jahrhundert können wir ziemlich sicher sein, dass unser Bier, ob Pils, Alt oder Bock, keine Bilsenkrautsamen enthält. Wer aber glaubt, dass sich in seinem Bier nichts weiter als Wasser, Hopfen und Malz tummeln, ist der Werbung der Brauwirtschaft auf den Leim gegangen ... das Schwefeln von Hopfen und Malz, Lösungsmittel zur Hopfenextraktion, PVPP zum Klären des Biers, Rohrzucker und Saccharin bei obergärigen Bieren und einiges mehr dürfen auf dem Etikett schamhaft verschwiegen werden.

Hopfen und Malz

Goldener Gerstensaft, fein gehopft und frisch gezapft, war unseren Vorfahren zwar nicht völlig unbekannt, aber doch umstritten. In England war die Verwendung des Hopfens, weil ein «übles und gefährliches Kraut», zeitweise als Panscherei verboten.[4] Dafür gaben die Brauer den giftigen Sumpfporst *(Ledum palustre)* einst mit in die Braubottiche, was der Bekömmlichkeit nicht unbedingt zuträglich war. So nimmt der Ethnobotaniker Christian Rätsch an, dass die sprichwörtliche Berserkerwut nicht nur von Fliegenpilz, sondern auch von porsthaltigem Bier hervorgerufen wurde.[24] Dieses Heidekrautgewächs enthält ein ätherisches Öl, dessen Giftigkeit vom Ledol, dem sogenannten Porstkampfer, hervorgerufen wird.[1] Das narkotische und örtlich betäubende Ledol führt zu Rauschzuständen, gefolgt von Erbrechen und heftigem Durchfall. Wer damit römischen Legionären Paroli bieten wollte, musste das Ledol schon recht genau dosieren. Aber ein kleiner Zusatz half sicherlich, ein wenig Malz und Hopfen zu sparen.

Allerdings ist Tollkühnheit nur in kriegerischen Zeiten erwünscht. In friedlicheren Tagen schätzt der Staat möglichst wenig aufmüpfige Untertanen. Dies war vermutlich ein Grund, warum die Obrigkeit 1516 in Bayern das berühmte «Reinheitsgebot» erließ, darin den beruhigenden und zugleich konservierenden Hopfen *(Humulus lupulus)* zum Brauen vorschrieb und alle «aufrührerischen» Zutaten verbot. Die beruhigende Wirkung des Hopfens war den Mönchen, die die Hopfengärten pflegten, schon zu jener Zeit bestens bekannt, und so taucht der Hopfen denn auch bereits im ersten, in Deutschland gedruckten Kräuterbuch, dem *Herbarius Latinus* (1484), mit deutschem Namen auf.[30] Unruhigen Kindern legte man früher mit Hopfendolden gefüllte Kissen unter den Kopf, da deren Duft leicht hypnotisch wirkt. Frischer Hopfen verursacht die sogenannte Hopfenpflückerkrankheit, die von starker Schläfrigkeit gekennzeichnet ist.[13] Seitdem Hopfen den Gerstensaft bereichert, genehmigen sich viele Menschen abends noch ein Bierchen zum Einschlafen.

Peace, Alter!

Welcher dieser Stoffe nun tatsächlich beruhigt, darüber diskutieren die Gelehrten noch. Kein Wunder angesichts der Fülle von potenziell verdächtigen Substanzen im Harz des Hopfens.[32] Dem Standardwerk *Kulturgeschichte der Nutzpflanzen* entnehmen wir den Hinweis, dass «Hopfen in England wie Opium geraucht wurde».[25] Das überrascht kaum: Der nächste botanische Verwandte ist der Hanf *(Cannabis sativa)*. Sowohl beim Hopfen als auch beim Hanf erntet man die drogenhaltigen weiblichen Blüten, bei denen die Wirkstoffe in Harzdrüsen lokalisiert sind. So erstaunt es nicht, dass die Fachpresse von «Marihuana-ähnlichen Wirkungen» spricht.[1, 15] Marihuana (ursprünglich «Maria Johanna») ist ein volkstümlicher (Deck-)Name für Cannabis. Insofern entbehrt es nicht einer gewissen Komik, wenn am Biertisch mit schwerer Zunge strengere Kontrollen des Haschischkonsums gefordert werden.

Einen Beitrag zur Hopfenwirkung leistet offenbar das schon vor mehr als einem Jahrhundert als sedierend beschriebene Hopfenalkaloid Hopein.[19] Inzwischen hat sich gezeigt, dass es sich wohl um ein Morphin handelt.[11] In alkoholischer Lösung lässt Hopfen den Darm erschlaffen[10], er löst Krämpfe, beruhigt und wirkt hypnotisch.[28, 37] Wirksam ist auch der durch Extraktion mit überkritischem Kohlendioxid gewonnene Hopfenextrakt, der in neuerer Zeit von den Brauereien eingesetzt wird.[38]

Nicht vergessen werden darf das Methylbutanol, das eine verblüffende Strukturähnlichkeit mit dem Schlafmittel Methylpentynol aufweist.[16, 35] Bei Mäusen wirkt es narkotisch. Zwar sind die Gehalte im Bier für eine pharmakologische Wirkung zu gering. Da aber das Colupulon im Bier das Enzym P450 aktiviert, erwarten Pharmakologen die Bildung von Methylbutanol aus dem wichtigen Hopfeninhaltsstoff Lupulon im menschlichen Körper – sozusagen analog zur Amphetaminbildung aus Myristicin durch Cola.[22]

Auch das Malz steuert seinen Teil dazu bei, den Biertrinker bei der Stange zu halten, und zwar via Hordenin (Dimethyltyramin).[3] Hordenin entsteht erst während des Mälzens; der danach im Gerstenkeim gebildete Alkohol verstärkt die Wirkung. Früher wurde Hordenin als Arzneimittel gegen Kreislaufstörungen verordnet.[9] Hordenin ist mit den Aufputschmitteln Ephedrin und Meskalin verwandt – vielleicht eignet sich das Bier deshalb so gut zum Mutantrinken.

Wer die Wirkung von Hopfen und Malz kennt, wundert sich nicht, dass sich die inzwischen legalen Hanfbiere trotz eines breiten Angebots nach wie vor auf einen exotischen Nischenmarkt beschränken. Die in Deutschland gültige Höchstmenge von fünf Teilen pro Milliarde (5 ppb) im Bier[6] darf als staatliche Norm zur Täuschung im Lebensmittelverkehr aufgefasst werden. Wer diesen Grenzwert einhält, kommt mit homöopathisch geringen Hanfmengen aus. Derartige «Zusätze» rechtfertigen eigentlich keine Deklaration als «Hanfbier». Als Begründung verwies die Behörde auf die Vielzahl unerwünschter Wirkungen des Cannabisinhaltsstoffs Tetrahydrocannabinol (THC) und nannte zuvörderst einen «Einfluss auf das zentrale Nervensystem».[7] Das wird allerdings auch beim Lesen alberner Pressemitteilungen unangenehm aktiviert ...

Ein Ritt auf dem Besen ...

Nicht nur deutsche Biertrinker, auch die englischen Hexen in Shakespeares «Macbeth» standen auf Bilsenkraut. Schließlich galt als eines der wichtigsten Zeichen der Hexerei der Hexenflug per Besen und Flugsalbe. Die Rezepturen dafür wiesen psychoaktive Pflanzenwirkstoffe in unterschiedlichen Zusammensetzungen auf – denn halluzinatorische Effekte lassen sich durch Kombination oft noch steigern.

Solche Rezepte wurden lange Zeit nur mündlich überliefert, schriftliche Aufzeichnungen findet man erst relativ spät, so bei dem italienischen Gelehrten Giambattista della Porta (1538–1615) in seinem Buch *Magiae naturalis sive de miraculis rerum naturalium*. Er empfiehlt eine Mischung alkaloidhaltiger Pflanzen, darunter Nachtschattengewächse (Solanaceen) wie Bilsenkraut, mit Schweineschmalz als Trägersubstanz; «verfeinert» wird die ölige Salbe mit Opium. Bereits ein haselnussgroßer Klecks, so der Autor, soll einen zweitägigen «Abflug» bewirken.

Mit solchen Salben rieben sich die Junkies von anno dazumal, vulgo Hexen, damals Achselhöhlen, Arm- und Leistenbeugen, aber auch Anus und Vagina ein – heute würden Mediziner dieses Auftragen auf die Haut als «Transdermales Therapeutisches System (TTS) mit Retardeffekt» bezeichnen.[30] Ein damit bestrichener Besenstiel zwischen den Beinen dürfte bei korrekter Haltung ebenfalls zu den passenden Phantasien beigetragen haben. Über die Haut aufgenommen, erzeugen die Tropanalkaloide neben starken Halluzinationen und erotischen Vorstellungen ein Gefühl des Fliegens (bei Missbrauch kann es zu Unruhe, Weinkrämpfen und Rededrang kommen).[13] So glaubten die User früherer Zeiten, in der Walpurgisnacht auf ihrem Besenstiel zum Stelldichein mit dem Teufel auf den Blocksberg zu reiten, wie es der deutsche Dichter Theodor Storm 1885 in seinem Gedicht «Walpurgisnacht» so lebhaft beschreibt:

> «*Wer bist du, du schöne, du lustige Maid?*
> *Juchheisa, Walpurgis ist kommen!*
> *Was zauderst du, Hexchen, komm, springe mit ein,*
> *Sollst heute des Meisters Liebste sein,*
> *Du schöne, du lustige Dirne!*»
>
> *Der Nachtwind peitscht die tolle Schar*
> *Im Kreis um die weinende Dirne,*
> *Da packt sie der Meister am goldenen Haar*
> *Und schwingt sie in sausendem Reigen,*
> *Und wie im Zwielicht der Auerhahn schreit,*
> *Da hat der Teufel die Dirne gefreit*
> *Und hat sie nimmer gelassen.*

Und wer einmal mit dem Teufel getanzt hatte, der blieb dabei – oder anders gesagt: Wer einmal mit der Einnahme halluzinogener Drogen begonnen hatte, den ließ die Sucht nicht mehr los.

... verleiht Flüüügel

Hexensalbe und Fliegen wurden schon in der Antike miteinander in Verbindung gebracht. So schildert der römische Dichter Lucius Apuleius (ca. 125–180 n. Chr.) in seinem Schelmenroman *Der goldene Esel*, wie sich die Hexe Pamphile «fasernackt» auszieht, sich «von der Ferse bis zum Scheitel» mit einer Hexensalbe einreibt und in einen Vogel verwandelt[2]: «In einem Augenblick sind auch starke Schwungfedern gewachsen, hornicht und krumm ist die Nase, die Füße sind in Krallen zusammengezogen. Da steht Pamphile als Uhu! Sie erhebt ein grässliches Gekrächze und hüpft zum Versuche am Boden hin. Endlich erhebt sie sich auf ihren Flügeln in die Höhe und in vollem Fluge hinaus zum Erker.» Der Ich-Erzähler ist von dieser Verwandlung so fasziniert, dass er die Salbe bei nächster Gelegenheit selbst ausprobiert. Und er verwandelt sich ebenfalls, aber nicht in einen Vogel, sondern in einen – Esel.

Die Vision vom Wachsen der Schwungfedern ist wohl weniger auf Scopolamin oder Atropin zurückzuführen, sondern rührt von einem ganz anderen Inhaltsstoff her: dem Aconitin. Dieses extrem giftige Sesquiterpenalkaloid aus heimischen Eisenhut-Arten (*Aconitum* ssp.), ebenfalls ein Bestandteil von halluzinogenen Salbenzubereitungen, erzeugt ein Kribbeln auf der Haut.[31] Im Rahmen von Nachtschatten-Halluzinationen kann das schon mal ein Gefühl auslösen, als ob einem Federn oder auch Fell wächst, je nachdem, ob man sich in ein Federvieh oder einen Werwolf verwandelt.

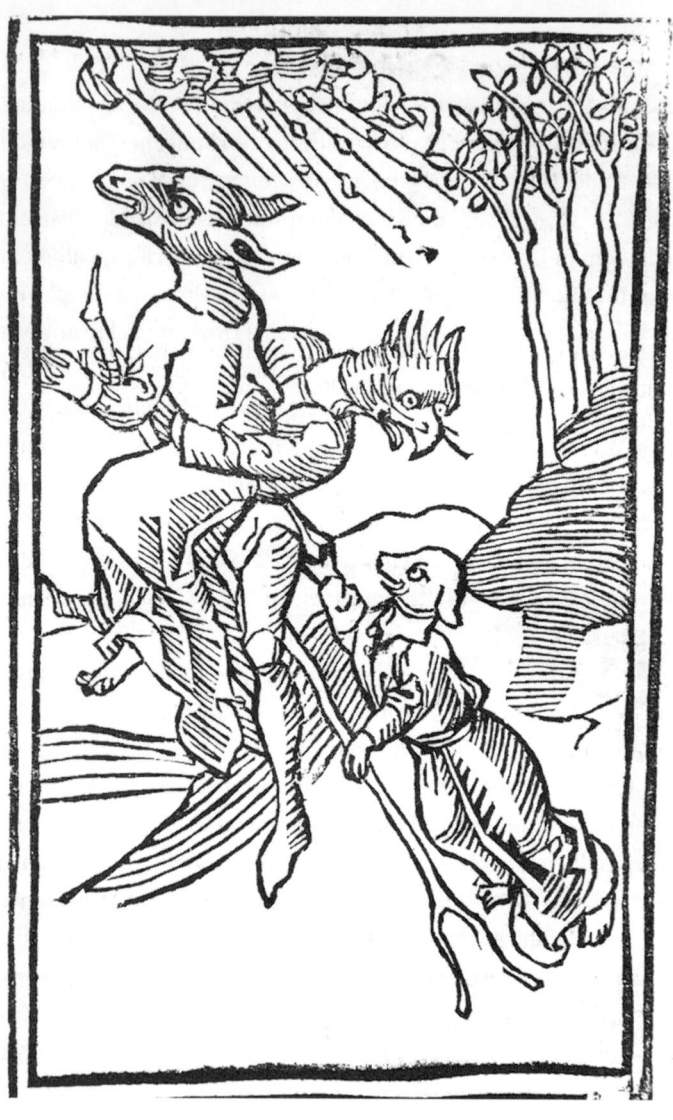

Abb. 7: Flug des Teufels und zweier Hexen in Tiergestalt; aus: Molitor, De lamiis et phitonicis mulieribus (um 1498).

Fromme Albträume

Wie zu erwarten, blieben bei den Drogenusern auch Horrortrips nicht aus. Die albtraumhaften Gemälde von Hieronymus Bosch (1450–1516) bieten dazu reichlich Anschauungsmaterial. Daraus speisten sich die Vorstellungen des Christentums von der Hölle. Doch das Bilsenkraut durfte noch in anderer Weise den christlichen Glauben stärken, indem es half, die «Lüsternheit des Fleisches» zu besiegen. Die Geißler (Flagellanten) putschten sich mit einer ordentlichen Portion Bilsenkraut auf, was nicht nur den Schmerz nahm, sondern gleichzeitig auch zu ekstatischen Rauschzuständen führte. So dienten die Zutaten der Hexensalben in vielfältiger Weise der Demut und Frömmigkeit des Christenvolkes.[12] Bei den Selbstgeißelungen wurden ganz nebenbei auch noch die Effekte der körpereigenen «Glückshormone» (Endorphine) genutzt, die ebenfalls zu Schmerzunempfindlichkeit sowie Euphorie führen.

Nachtschatten-Narkose

Die mittelalterliche Literatur ist voller Rezepte mit Opium und narkotisch wirkenden Nachtschattendrogen. Im *Codex Casinensis* ist ein Gebräu für einen Schlafschwamm («spongia somnifera») beschrieben, den Chirurgen gebrauchten, damit ihre Patienten «den Schmerz des Schneidens nicht spüren»: Opium, Presssaft von Alraunenblättern, Schierling und Bilsenkraut. Das Schwämmchen wurde in die Nase gesteckt, reanimiert wurde nach der Narkose mit Essig. Auch im *Antidotarium Nicolai* aus dem 12. Jahrhundert finden sich mehrere Dutzend Rezepte, die sowohl Opium als auch Bilsenkraut enthalten.[17, 29]

Im 16. und 17. Jahrhundert verschwinden die Nachtschattengewächse jedoch zugunsten der Opiumpräparate, für die sich der Arzt und Alchemist Paracelsus (1493–1541) starkgemacht hatte, aus den Arzneibüchern. Das ist kein Wunder, da Solanaceendrogen durch Überdosierung der im Wirkstoffgehalt wechselnden Pflanzen wohl immer wieder zu Todesfällen geführt haben[30] und zudem für ihre unangenehmen Nebenwirkungen bekannt sind. Dazu gehören neben den halluzinogenen Effekten schmerzhafte Krämpfe der Kau- und Nackenmuskulatur. Die Räusche verlaufen – im Gegensatz zum Opium – häufig auch nicht gerade angenehm, sondern eher beängstigend. Und Vergiftungen mit Bilsenkraut können wegen des hohen Scopolamingehalts sogar unheilbare psychische Störungen hinterlassen. Scopolamin sorgt jedenfalls für Gedächtnisschwund. Das trifft dann natürlich auch für die Abenteuer zu, die im Rausch erlebt wurden.[18, 21]

Das schmerzlindernd wirkende Opium löste die Solanaceendrogen allmählich ab. Das galt vor allem für diejenigen, die es sich leisten konnten und nicht auf das Sammeln von Bilsenkraut und Tollkirsche in Feld und Wald angewiesen waren. Teilweise wurde Opium wiederum mit Scopolamin kombiniert. Diese Kombipräparate dienten zur Narkose vor chirurgischen Eingriffen, wirkten aber nicht sehr zuverlässig.[23] Womöglich war dafür vor allem das Rohopium verantwortlich, da eine derart wertvolle Handelsware schon immer gern in gestreckter Qualität zum Export kam.[14] Mit der Verbesserung der Inhalationsnarkose verschwanden diese Präparate endgültig im Orkus der veralteten Arzneien.[18]

Die Betelnuss

Suchtexperten sehen rot

Betel gehört neben Kaffee, Zigaretten und Alkohol zu den weltweit beliebtesten Genussmitteln. Über eine halbe Milliarde Menschen in Indien, Südchina, Taiwan und der malaiischen Inselwelt, aber auch an der ostafrikanischen Küste, schätzen die stimulierende Wirkung des sogenannten Betelbissens. Deshalb wird die Betelnusspalme *(Areca catechu)* in fast jedem Dorf des tropischen Südostasiens angebaut. Die stimulierenden Alkaloide stammen aus dem harten Samen der Betelpalme, dem wichtigsten Bestandteil des Betelpriems.

Unabdingbar als Zutat ist gebrannter Kalk, traditionell aus Kalkstein, Korallen, Muscheln oder Schneckenhäusern hergestellt. Daneben werden Würzstoffe wie Nelken, Muskatblüte, Sandelholz, Gambir und Kardamom sowie Süßungsmittel zugefügt. Vor allem in Indien kommt noch Kautabak dazu. Unverzichtbar sind auch die aromatischen, scharf schmeckenden Blätter des Betelpfeffers *(Piper betle)* – eine Schlingpflanze, die gern an Kokospalmen angebaut wird, die als Stütze dienen.[6]

Den Betelbissen gibt es in vielen Formen. Für eine besonders sorgfältige Zubereitung sind die Malaien bekannt: «Die mit Wasser benetzten Betelblätter werden getrocknet, man entfernt ihre Hauptnerven ... Hierauf bestreicht man die Oberseite der Blätter – zu jedem Bissen werden zwei bis drei Blätter genommen – mit einer dünnen Lage von Kalkbrei. Diese werden dann kreuzförmig übereinandergelegt, in die Mitte kommt ein Stückchen Arekanuss und oft noch etwas Gambir, Catechu oder Tabak, worauf die Blattenden zusammengefaltet werden.»[8]

Der Betelbissen ist eine Art Kaugummi des Ostens und sorgt genau wie dieser für Atemfrische und Frustabbau. Beim Kauen werden die Betel-Alkaloide Arecolin und Guvacolin, die sich übrigens vom Nikotin ableiten, durch den Kalkzusatz zu Arecaidin und Guvacin hydrolisiert. Arecaidin und Guvacin beeinflussen das Zentralnervensystem (ZNS), indem sie die Aufnahme des Neurotransmitters GABA verhindern. Phenole wie Eugenol und Isoeugenol aus dem ätherischen Öl des Betelpfeffers wiederum setzen Katecholamine im Körper frei. In der Folge steigen Puls, Blutdruck und Körpertemperatur.[1] Der bittere Bissen wird mehrere Stunden im Mund behalten, manche Betelkauer schlafen sogar mit dem Priem.

Teilweise entstehen beim Kauen auch Nitrosamine, die als krebserregend gelten. Für Suchtexperten der Anlass, vor den Gefahren des Betelkonsums zu warnen. Interessanterweise konnten im Speichel taiwanesischer Betelkauer gar keine Nitrosamine nachgewiesen werden, obgleich sie durchschnittlich 43 unreife Nüsse täglich konsumieren.[18] Ein Grund dürfte der hohe Gehalt an Hydroxychavicol in der Betelnuss wie auch in der Betelpfefferblüte sein.[9] Dieses Phenol scheint die Bildung von krebserregenden Nitrosaminen effektiv zu verhindern.[10] Demnach ist es eine Frage der Zubereitung, ob gesundheitlich fragwürdige Stoffe entstehen.

Wohl deswegen sollte das Betelblatt als Bestandteil des Priems nicht fehlen. In Indien bekamen einst Gäste in wohlhabenden

Häusern zur Bereitung des Priems sogar vergoldete Blätter dieser Schlingpflanze angeboten.[10] Heute gibt es in Indien allerdings auch Betelprieme ohne Betelpfefferhülle (Gutka, Pan masala), die insbesondere bei Jugendlichen Zuspruch finden.[5]

Krank durch Suchtbekämpfung

Wie praktisch alle Genussmittel steht auch Betel auf dem Index der Gesundheitshüter. Umso mehr, als sein Konsum in der westlichen Kultur als unästhetisch gilt: Gerbstoffe wie Arecarot sorgen bei Betelkauern für einen roten Speichel und nach Jahren für schwarz-rötlich gefärbte Zähne. Was Europäer als abstoßend empfinden, gilt vor Ort jedoch als schön: Nur Dämonen haben weiße Zähne. Der Kalk verursacht dicke Krusten auf den Zähnen, und zu allem Überfluss spucken Betelkauer auch noch häufig aus, da die Gerbstoffe ihren Speichelfluss anregen, was wiederum der Zahngesundheit zugutekommt. Dazu kommt das Hydroxychavicol aus dem Betelblatt, das in der Mundhöhle antimikrobielle Wirkungen entfaltet.[16]

Weil das alles trotzdem irgendwie nicht gesund sein kann, wurde Betel von westlichen Suchtexperten als Auslöser von Mundkrebs attackiert.[20] Inzwischen rudert die Fachwelt wieder zurück. Aktuellen Übersichtsarbeiten zufolge kann Betelkauen eine Fibrose auslösen, was das Krebsrisiko erhöht.[5, 19, 20] Doch selbst hier gibt es Ungereimtheiten: «Angesichts der Tatsache, dass nur ein kleiner Teil der Areca-Kauer tatsächlich eine orale submuköse Fibrose entwickelt, erscheint es möglich, dass es eine genetische Prädisposition für die Erkrankung gibt.»[19] Wirklich neu ist das nicht, bereits in der ersten gründlichen Arbeit über Mundkrebs bei Betelkauern aus dem Jahr 1933 war darauf hingewiesen worden, dass vor allem die arme Bevölkerung darunter leidet, die sich allenfalls minderwertige Betelbissen leisten kann.[15]

Dessen ungeachtet wird das Betelkauen seitens westlich orientierter Ärzte bis heute scharf attackiert. Über die Folgen ihres unseligen Treibens brauchen sich die Aufklärer nicht zu beschweren, schließlich verschaffen sie ihnen mittlerweile Arbeit und Brot: Es kommt derzeit in einigen Ländern zu einer «Epidemie von Mundkrebs durch die Verwendung von Betel-Ersatzstoffen», lesen wir in der Fachpresse. Sie wurden als «gesunde Alternative» zum traditionellen Betelbissen angeboten.[12] Womöglich spielt hierbei der Verzicht auf den Betelpfeffer eine wichtige Rolle.

Die Argumente, die gegen einen Genuss des Betelbissens in Südostasien durch die einheimische Bevölkerung sprechen, passen den Experten eher nicht ins Bild. Es ist weniger die Betelnuss, sondern das vermehrte Ausspucken, das Probleme verursacht: Denn es fördert die Übertragung von Infektionskrankheiten wie Tuberkulose. Außerdem kann Betel Hepatitis B und C verstärken sowie den Vitamin-D-Spiegel senken, wobei Letzteres in tropischen Ländern eher belanglos ist.[14, 20]

Statt reflexartig vor den Gefahren des «Genussgiftes» zu warnen, wäre es wohl angemessener, vorher den potenziellen Nutzen zu prüfen. Denn Betel wurde schon immer in der asiatischen Medizin eingesetzt. Er hat nicht nur einen stimulierenden Effekt, sondern wirkt auch hervorragend gegen Parasiten.[3] Extrakte aus der Betelnuss lähmen nachweislich den Schweine- und den Rinderbandwurm, wodurch die Parasiten ihren Halt im Darm verlieren und ausgeschieden werden.[2, 4] Fazit: «Die Resultate zeigen, dass die weitverbreitete Sitte des Betelnusskauens in Südostasien parasitäre Erkrankungen effektiv verhindern könnte.»[7] Das dürfte übrigens auch die heilende Wirkung bei Schizophrenie erklären[17], die bekanntlich ebenfalls durch Parasiten wie Toxoplasma ausgelöst werden kann.[13] Weil Parasiten das Leben der Menschen in Gesellschaften mit geringer Hygiene unmittelbar bedrohen, ist dort der gesundheitliche Vorteil erheblich.

Dass der Betelpriem nie den Sprung nach Nordasien, Europa und Amerika geschafft hat, liegt neben den optischen Effekten auf Zähne und Lippen höchstwahrscheinlich auch an seiner komplizierten Zubereitungsart. Zwar lassen sich die Samen der Betelpalme leicht überallhin transportieren, doch die Betelpfefferblätter müssen frisch sein. Dummerweise wächst der Strauch aber nur in den Tropen. In Nordchina galt der Genuss eines Betelbissens daher als höchster Luxus. Zudem gab es andernorts gleichwertige und leicht verfügbare Drogen wie Nikotin und Alkohol. Inzwischen sind deswegen vor allem junge Menschen vom Betelbissen auf Zigaretten umgestiegen. Diese müssen nicht erst umständlich zubereitet werden. Und außerdem hat sich das Schönheitsideal gewandelt: Schwarze Zähne sind out, jetzt zählt das strahlend weiße Colgate-Lächeln – ein glänzender Erfolg westlicher Suchtexperten und Präventionsmediziner.

8

Poseidons Zombies

Nichts für schwache Nerven

Nirgendwo liegen Genuss und Tod so nahe beieinander wie beim Verzehr von Fugu, einer in Japan, aber auch in China hochgeschätzten Fischspezialität. «Fugu» ist ein Sammelbegriff für Kugel- und Igelfische. Fugus schlucken bei Bedrohung Wasser, bis sie kugelrund sind und dem Angreifer beim Verschlingen eine Maulsperre droht. Igelfische richten dabei zudem zahlreiche Stacheln abwehrbereit auf, sodass sie aussehen wie ein nadelgespickter Ballon oder ein mittelalterlicher Morgenstern.

Doch es ist nicht diese extravagante Form, die den Gourmet fasziniert, sondern der «innere Wert» der Fische: Vor allem in der Haut, der Leber und den Eierstöcken reichern sie Tetrodotoxin an. Dieser Stoff ist etwa zehntausendmal giftiger als Zyankali (die mittlere tödliche Dosis [LD_{50}] beträgt bei Nagern intravenös zehn Mikrogramm pro Kilo)[12] und wird auch durch Kochen nicht zerstört. Deshalb müssen die Fische von lizensierten Köchen, die eine langjährige Ausbildung in speziellen Fugu-Schulen absolvieren, sorgfältig ausgenommen werden, bevor das rohe, hauchdünn geschnittene Fleisch in kunstvollen Formen serviert wird. Die entfernten Organe des Fisches werden in geschlossenen Behältern wie Giftmüll entsorgt.

Tetrodotoxin blockiert in Nervenmembranen Kanäle, die die Bewegung von Natriumionen kontrollieren. Dadurch wird jegliche Nerven- und Muskelerregung unterbunden, und es kommt zu Lähmungen. Das führt zu dem typischen, vom Feinschmecker so geschätzten Gaumenkitzel, der eher taktiler denn gustatorischer Natur ist. Denn Eigengeschmack hat das Fleisch kaum. Vielmehr verspürt der Gourmet im Mund ein Kribbeln und Brennen, dem ein Taubheits- und Kältegefühl (sog. Parästhesien) folgt, das sich allmählich auch in Armen und Beinen einstellt. Aber das ist nur eine Nebenwirkung, die den eigentlichen Effekt begleitet: Der Konsum des giftigen Fisches mündet in eine Euphorie.

Für dieses Gefühl riskiert der Feinschmecker recht unangenehme Empfindungen, ja sogar sein Leben. Bei höheren Konzentrationen beginnt's nämlich auch in anderen Körperteilen zu kribbeln, und das euphorische Gefühl verschwindet ebenso wie die Fähigkeit, sich zu artikulieren[8] – Zeichen dafür, dass etwas ganz, ganz falsch läuft. Dann setzen Muskellähmungen ein.[4] Der Patient bleibt bis zum Eintritt des Todes durch Atemstillstand bei vollem Bewusstsein. Ein Gegenmittel ist nicht bekannt.

Und obwohl die Lust auf Fugu in Asien bis heute überlebt hat, kann man das nicht von allen Fugufreunden sagen: Jedes Jahr bezahlen im Land der aufgehenden Sonne noch immer bis zu einem Dutzend Feinschmecker ihr Vergnügen mit dem Leben. Der wohl berühmteste von ihnen war Mitsugoro Bando. Der Kabuki-Schauspieler, der in Japan als «lebender Nationalschatz» galt, verzehrte 1975 anlässlich eines Banketts im Restaurant vier Portionen Fugu. Japanisches Roulette mit vier Kugeln – das ging schief, und der große Mime verstarb kurze Zeit später.

Die meisten Todesfälle gehen jedoch auf eine unsachgemäße Zubereitung im Privathaushalt zurück.[13, 8] Dem japanischen Kaiser und seiner Familie ist der Genuss von Fugu übrigens bis heute verboten.⁹ Wenn Sie gern einmal diese fernöstliche Delikatesse probieren möchten, müssen Sie schon in die USA fliegen. Dort dürfen einige japanische Restaurants zerlegten und tiefgefrorenen Fugu aus Japan importieren und servieren. In Deutschland bleibt dieser kulinarische Nervenkitzel – auch seine Einfuhr – verboten.

Cherchez la femme!

Kompliziert wird die Kugelfisch-Kulinarik dadurch, dass der Giftgehalt der Fische je nach Jahreszeit, Art und Fangort stark schwanken kann. Besonders die Weibchen zeichnen sich zur Fortpflanzungszeit durch einen hohen Gehalt an Tetrodotoxin (TTX) ihrer Eierstöcke aus, während die Hoden giftfrei und genießbar sind.⁴ In diesem Fall kann es wirklich lebenswichtig sein, Milchner von Rognern zu unterscheiden – denn wie schon der große Romancier Rudyard Kipling, Autor des «Dschungelbuchs», wusste: «Das Weibchen der Art ist tödlicher als das Männchen.»

Kugelfische leben aber nicht nur vor der japanischen Küste, sondern auch im Roten Meer, und manche Autoren deuten die Warnung im Alten Testament vor dem Verzehr «schuppenloser Fische» als Schutz vor TTX.[13] Wie man inzwischen weiß, bilden die Fische das Gift nicht selbst, sondern reichern es nur im Körper an. Die eigentlichen Produzenten sind Bakterien (z. B. *Vibrio*, *Pseudomonas*, *Micrococcus*) und, wie erst kürzlich entdeckt, auch Strahlenpilze[14], mit denen sich die Fische infizieren und sich so ihrer Haut erwehren. Die Fähigkeit, schadlos TTX im Körper anzusammeln und sich so vor Fraßfeinden zu schützen, verdanken Kugelfische übrigens mehreren Mutationen ihrer Natriumkanäle, die sie resistent gegen die Wirkung von Tetrodotoxin machen.[6]

Der wissenschaftliche Fortschritt brachte es mit sich, dass jetzt Kugelfische in Kultur gezüchtet werden, die frei von giftigen Kleinstlebewesen sind. Diese Ware weist tatsächlich eine wesentlich niedrigere TTX-Konzentration auf, die sich zudem weitgehend auf die Haut beschränkt. Es bleibt abzuwarten, ob sich diese Form der Aquakultur durchsetzt, denn Fugu ohne Euphorie ist letztlich so attraktiv wie ein Klarer ohne Alkohol.[11]

Dann werden sich die Feinschmecker wohl neue kulinarische Herausforderungen suchen. Der Toxikologe Luc de Haro (Marseille) berichtet von acht Fischfamilien, die zumindest gelegentlich beim Verzehr für mehr oder weniger üble Halluzinationen sorgen.[2] Allerdings sind bisher keine speziellen Küchentechniken bekannt geworden, die diese Effekte in ähnlicher Weise wie beim Fugu nutzen würden. Anbieten würde sich hierfür speziell der Verzehr von Meeräschen. Dabei kommt es – so ein intimer Kenner giftiger Fische – immer wieder mal zu einem kuriosen Effekt: «Charakteristisch sind schon nach wenigen Minuten auftretende Halluzinationen, Wahnvorstellungen, aber auch Koordinationsstörungen ... Es scheint sich ... um eine leichte Vergiftungsform ohne schwerwiegende Folgen zu handeln.» Hoffen wir es![12]

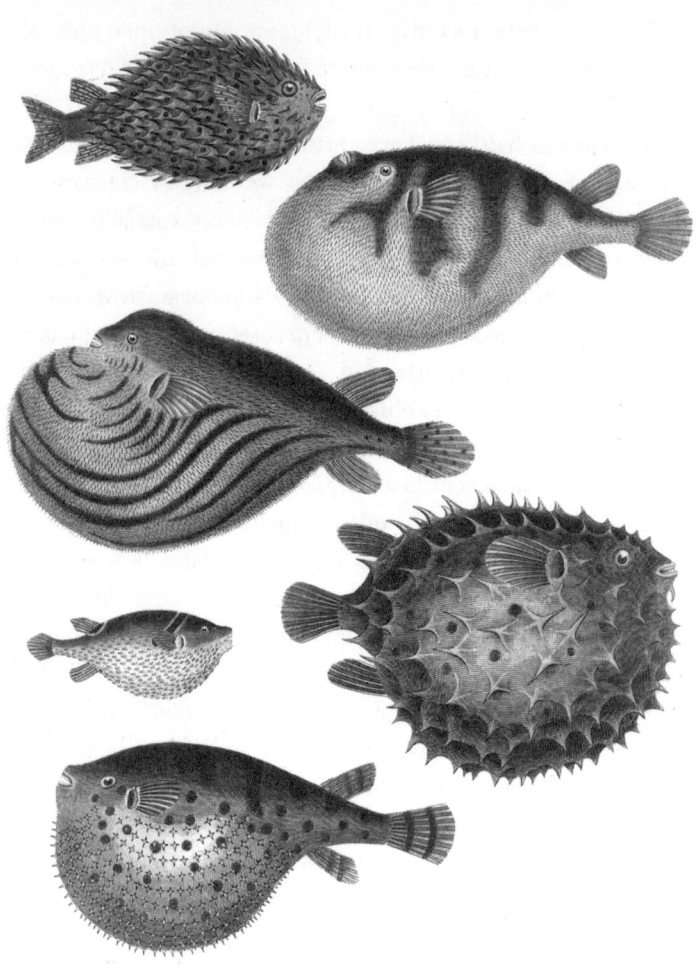

Abb. 8: Liebevolle Darstellung von Kugelfischen und Igelfischen von Abraham Rees aus dem frühen 19. Jahrhundert.

Octopussies & Zombies

Nicht nur Kugelfische (*Takifugu* ssp., *Spheroides* ssp.) speichern Tetrodotoxin (TTX), man findet es auch in anderen Fischen wie Grundeln (*Gobius* ssp.), sogar TTX-haltiger «Kaviar» wurde schon angetroffen.[3] Selbst Kröten und Molche sowie allerlei essbare Meeresfrüchte[5] (wie bestimmte Shrimps oder Meeresschnecken der Gattung *Charonia*) können das Gift anreichern. Nun landen solche Delikatessen hierzulande eher selten auf dem Teller, sodass die Gefahr einer Vergiftung gering ist. Aber gelegentlich kommt es im Urlaub auch ohne Hang zur landestypischen Küche zu tödlichen Vergiftungen.

Weltberühmtheit hat der hübsche, kaum handtellergroße Blaugeringelte Oktopus *(Hapalochlaena maculosa)* aus dem westlichen Indopazifik erlangt: Im James-Bond-Film «Octopussy» ist er das geheime Zeichen eines Bundes von Kriminellen. Der Oktopus speichert in seinen Speicheldrüsen zwecks Beutefangs das Kugelfischgift, das er per Biss mit seinem «Schnabel» in sein Opfer (meist Garnelen, gelegentlich Strandwanderer, selten Bösewichte) injiziert.

Muschelvergiftungen durch Kugelfische

Bis vor kurzem nahm man an, Kugelfischvergiftungen würden stets von TTX ausgelöst, doch als die Meeresbiologin Jan Landsberg 2006 in den USA 28 Vergiftungsfälle untersuchte, ergab sich ein anderes Bild: Alle Betroffenen hatten Kugelfische aus einer Lagune vor Florida verspeist, die als TTX-frei galt.[8]

In der Tat fand Landsberg stattdessen das nahe verwandte

Saxitoxin, bis dato als typisches Muschelgift bekannt. Es stammte von einem Einzeller, dem Dinoflagellaten *Pyrodonium bahamense*. Das Planktonlebewesen hatte den wasserfilternden Weichtieren als Nahrung gedient und diese mit Saxitoxin angereichert. Nun ernähren sich Kugelfische von Schnecken und Muscheln; ihr Gebiss ist auf die Schalenknackerei spezialisiert.

Saxitoxin wirkt zwar aufgrund seiner chemischen Ähnlichkeit so wie TTX, aber der wesentliche Unterschied ist, dass sich das Gift anders als TTX in der Muskulatur konzentriert. Seitdem gelten Kugelfische als eine Hauptquelle von Saxitoxinen in den Gewässern vor Florida, und ihr kommerzieller Fang ist bis auf weiteres verboten. Ein Blick nach Asien hätte den Experten viel Arbeit erspart. Denn die Kugelfische in den Flüssen Bangladeschs sind bekanntermaßen ungenießbar: Sie enthalten seit eh und je Saxitoxin.[12]

Voodoo-Zauber

Nicht nur in Asien, auch auf Haiti fanden Fugus Interessenten. Die Voodoo-Religion, eine Mischung aus den Glaubensvorstellungen westafrikanischer Sklaven, vermengt mit christlichen Elementen europäischer Sklavenhändler, verwendet das Gift offenbar in jenen Pulvern, die zur Zombifizierung genutzt werden. Der Priester bzw. Hexenmeister bringt seinem Opfer das Pulver über die Haut bei, möglichst über eine Wunde. Dieses befindet sich alsbald in einem völlig willenlosen bis kataleptischen, komatösen Zustand, der für das Eintreten des Todes gehalten werden kann, vor allem, wenn Atmung und Puls nicht mehr wahrgenommen werden können.

Nach der «Beerdigung» wird das Opfer heimlich aus seinem

Sarg entnommen und z. B. mit Stechapfel (*Datura* ssp.) wiederbelebt. (Nach den Ausführungen von Ärzten im Fachblatt *Lancet* gibt es aufgrund derartiger Praktiken auf dem Lande kaum ein Grab, das nicht von Interessierten geöffnet wurde.) Wird ein vermeintlich Toter unter den Lebenden angetroffen, handelt es sich aus Sicht der Gläubigen um einen Zombie. Den Willen des Zombies hält der Hexenmeister in einer Flasche gefangen.[10] Für die Anhänger der Voodoo-Religion sind solche Vorstellungen ebenso real wie in anderen Glaubenssystemen die Jungfrauengeburt oder die Wandlung von Wein in Blut.

Analysen von Zombiepulvern ergaben zunächst nur geringe Gehalte an TTX, doch dies lag wahrscheinlich an der Vorgehensweise, die zur Zersetzung des Giftes beigetragen hatte. Über den analytischen Nachweis wird in der Fachpresse erbittert gestritten. Die Tatsache, dass in fraglichen Pulvern sogar Fugustückchen gefunden wurden, wird von den Gegnern als Mangel an essbaren Fischen erklärt.[7] Neben TTX (z. B. aus *Diodon hystrix*) enthalten die Pulver das Gift des Haiti-Baumfrosches *(Osteopilus dominicensis)* und der Aga-Kröte *(Bufo marinus)*, Taranteln sowie psychoaktive Pflanzen wie die in Südasien beheimatete Akazienart *Albizia lebbeck*.[1]

Bis heute ist die Wirkung dieser Mixturen unbekannt. Zur Macht des Hexenmeisters gehört natürlich auch, dass sein Opfer genau weiß, was ihn nach den herrschenden religiösen Vorstellungen erwartet. Dies beeinflusst die Wirkung der Droge. Wie auch immer die Details aussehen mögen: Der «Wiederauferstehungseffekt» bei Fuguvergiftungen ist schon lange bekannt. Wiederholt wurden in Asien Patienten von Ärzten für klinisch tot erklärt, die noch vor ihrer Bestattung von selbst wieder genasen.

Verführerische Früchtchen

Gutbürgerliche Drogenküche

Frisches Obst lockt nicht nur Maden oder Federvieh aufs Tapet. Oft genug finden auch Säuger Gefallen an der saftigen Sache. Als besonders wählerisch erwiesen sich die Hippies. Sie hielten große Stücke auf die Banane, genauer gesagt auf deren Schalen. Mit ein wenig Geschick ließe sich daraus allerlei Rauchbares gewinnen, so die Verheißung im Underground-Schrifttum.[23] Populär wurde die frohe Botschaft aber erst 1966 durch Country Joe McDonald, der den schalen Tipp für den Schalen-Trip auf einem Konzert in San Francisco kundtat. Kurz danach waren Bananen restlos ausverkauft. Im gleichen Monat erschien *Mellow Yellow* von Donovan, was den Mythos weiter beflügelte. Weil der geheimnisvolle Text etwas von einer «electrical banana» raunte, wurde der Song als Hinweis auf deren psychedelische Effekte gedeutet. Danach befragt, winkte der schottische Musiker später ab: Er habe lediglich einen Vibrator besungen.

Inzwischen haben sich die Gerüchte um die Bananenschalen-Dröhnung im Pfeifchen in Rauch aufgelöst. Zwar weisen die Schalen beachtliche Gehalte an neuronalen Botenstoffen auf, insbesondere den Aminen Tyramin, Serotonin und Dopamin, Letzteres sogar in einer Dosis von bis zu einem halben Gramm pro Kilo. Doch beim Verbrennen des vorgetrockneten Materials entstehen aus diesen biogenen Aminen eindeutig keine halluzinogenen Opiate. Vielleicht war der Ansatz der Blumenkinder nicht «ganzheitlich» genug? Mit Stumpf und Stiel verarbeitet, hätte die Banane womöglich echte Flower-Power gebracht: Ein Extrakt aus dem «Stamm» der Bananenstaude wirkte im Laborversuch wie «ein potentes Lokalanästhetikum».[39]

Warum ist die Banane krumm?

Dennoch zählen die Bananen zu den beliebtesten Früchten auf der Nordhalbkugel – ganz gleich, ob in Europa oder Japan –, und nicht nur bei der Wiedervereinigung waren sie begehrter als heimisches Obst. Woran liegt's? Bleiben wir bei den genannten Botenstoffen. Serotonin und Dopamin finden sich auch im Fruchtfleisch, wenn auch in geringerer Dosis als in der Schale.[20] Gewöhnlich bleibt der Verzehr dieser Botenstoffe ohne Wirkung, denn wie andere Amine auch werden sie im Verdauungstrakt ruck, zuck zerknackt und damit unschädlich gemacht.

Diese Arbeit verrichten spezielle Enzyme, die den umständlichen Namen **M**ono**a**mino**o**xidasen tragen. Er weist darauf hin, dass die Amine durch Oxidation zerlegt werden. Zum Glück ist die Abkürzung für diese Enzyme, MAOs, kinderleicht zu merken. Gegen den «Stoff» in den krummen Früchten scheinen unsere MAOs aber machtlos zu sein: Isst man Bananen (statt ihre Schalen zu rauchen), steigen die Blutspiegel von Serotonin und Dopamin sogar an.[8, 41] Das hebt die Stimmung.[6] Nicht umsonst schnellt der Absatz von Bananen bei schlechtem Wetter in die Höhe.

Warum aber lassen uns die MAOs im Stich, wenn es um das

Serotonin und Dopamin aus der Banane geht? Ganz einfach: Die Frucht enthält Stoffe, die diese Entgiftungsenzyme blockieren.[28] Einer davon heißt Salsolinol. Das Salsolinol ist ein simpel aufgebautes Alkaloid. Es entsteht in der Bananenfrucht ganz von allein, wenn einige Moleküle des reichlich vorhandenen Dopamins mit dem Aromastoff Acetaldehyd reagieren. Übrigens passiert das genau da, wo sich die dunklen Flecken befinden. Die höchsten Salsolinolgehalte von allen Lebensmitteln haben getrocknete Bananen, die vermutlich deshalb in keinem Fertig-Frühstücksmüsli fehlen dürfen.[40] Salsolinol steckt auch in irischem Stout, Schokolade und in Sojasoße. Dieses Alkaloid entfaltet außerdem eigene Effekte in der Psyche.[36]

Der Acetaldehyd ist eine sehr reaktionsfreudige Substanz. Daher verbindet er sich natürlich auch ohne viel Federlesens mit den anderen Botenstoffen im Fruchtfleisch, zum Beispiel Tryptamin. So bilden sich schnell weitere Alkaloide, die β-Carboline.[17, 18] Weil man sie das erste Mal aus der halluzinogen wirkenden vorderasiatischen Steppenraute *Peganum harmala* isoliert hat, nennt man sie auch Harmane. Die recht einfach aufgebauten Harmane haben berüchtigte Verwandte mit wesentlich komplizierterer Struktur, etwa das Strychnin oder die halluzinogenen Mutterkorngifte, die Ergotamine. Sie haben alle einen Molekülbaustein gemein, das Zweierringsystem Indol. Daher zählen sie zu der riesigen Gruppe der Indolalkaloide. Das Indolskelett erhalten die Bananen-Harmane von ihrer Ausgangssubstanz Tryptamin (s. Kap. 4).

Es ist gewiss kein Zufall, dass Suchtpatienten nicht nur gerne Quark (s. Kap. 2), sondern auch Bananen essen – und das in erheblicher Menge. Womöglich gewinnen sie der Gelbfrucht mehr ab als der Rest der Bevölkerung, denn ihre Leber wurde lange genug auf die Bildung stimmungsaufhellender Opiate getrimmt

(s. Kap. 11). Wie es der Zufall will, enthalten die nicht minder beliebten Zitrusfrüchte (Grapefruits, Orangen, Zitronen) exakt die gleichen Alkaloide.[17, 18, 29] Welchen Beitrag sie zur Beliebtheit von Orangensäften leisten, muss offenbleiben. Andererseits verwundert es nicht, dass Alkoholiker im Entzug O-Saft in erheblicher Dosis zusprechen (s. Kap 11). Es heißt, dass diese Säfte teilweise «relativ hohe Gehalte» an Harmanen enthalten.[17] Und Harmane senken die Entzugssymptome bei Morphinabhängigkeit.[26]

Albion, Land der Pomeranzen

Merkwürdige Gewohnheiten bei Tisch führen den Chemiker oft auf die Spur außergewöhnlicher Substanzen. Besonders wertvolle Hinweise liefern bittere Speisen, da dem Menschen eine Aversion gegen Bitteres angeboren ist. In der Tat wird bei uns kaum bitteres Obst verzehrt – einmal abgesehen von Grapefruits, die ein paar spezielle Liebhaber gefunden haben. Die meisten anderen Obstfans delektieren sich lieber an den neuen, immer süßer werdenden Grapefruitsorten. Anders sieht es in England aus, wo des Morgens fürs Toastbrot ein Glas *marmalade* auf dem Tisch steht. Was reizt die Menschen jenseits des Ärmelkanals an der Bitterorange so sehr, dass sie die Frucht gleich samt ihrer Schale verzehren? Vielleicht beweisen die Gentlemen mit dem leicht spleenigen Brotaufstrich ja einen stilsichereren Geschmack als die Hippies mit ihren trockenen Bananenschalen?

In der Tat fand man in der Pomeranzenschale ebenso überraschend wie reichlich Synephrin. Biochemisch ist dieses Amin nahe verwandt mit dem Hormon Noradrenalin. Es verengt die Blutgefäße und erhöht so den Blutdruck, daneben entspannt es die Bronchien und wirkt antidepressiv.[5, 22] Im Labortest wird Synephrin immer wieder mit Ephedrin verwechselt, da ihm dieses Amphetamin aus den arzneilich genutzten Meerträubel-Arten (*Ephedra* ssp.) verblüffend ähnlich sieht.[29] Das Ankurbeln des Blutdrucks hilft sicherlich vielen Menschen, den Schlaf leichter aus den Augen zu vertreiben. Vor allem, wenn auch noch Nebel aufs Gemüt schlägt.

Das getoastete Weißbrot ergänzt die *marmalade* vorzüglich. Denn bei den Röstprozessen im Toaster bzw. der Fritteuse (die in Großbritannien beim Frühstück oftmals den Toaster ersetzt) entstehen reichlich β-Carboline. Diese Alkaloide verhindern, dass der Körper das Amin Synephrin abbaut und damit wirkungslos macht. β-Carboline blockieren einfach die Enzyme, die das Synephrin vernichten sollen: die Monoaminooxidasen (MAOs). Diesen Trick kennen wir ja schon vom Salsolinol, dem MAO-Hemmer aus der Banane.

Das Synephrin bedankt sich bei den Carbolinen, indem es das wichtige Enzym Cytochrom 450 im Darm ausschaltet. Jetzt kommen auch mehr β-Carboline ungeschoren davon, da der Körper mit dem Cytochrom 450 Fremdstoffe unschädlich macht. Bis alle malträtierten Entgiftungsenzyme wieder richtig arbeiten, können sich die Carboline und das Synephrin jedenfalls nach Herzenslust gegenseitig retten und in ihrer Wirkung verlängern.

Natürlich handelt es sich bei diesen Vorgängen stets um pharmakologische Gratwanderungen, denn β-Carboline können auch unerwünschte Nebenwirkungen entfalten. Einige dieser Alkaloide wirken im Tierversuch krebserregend. Ernährungsexperten warnen immer wieder vor deren Vorstufen, also bestimmten heterozyklischen Aminen, die beim Erhitzen von Fleisch entstehen. Doch auch hier hat sich in der Vergangenheit des Öfteren gezeigt, dass bestimmte Rezepturbestandteile wie Gewürze oder Kombinationen wie das Glas Bier zum Braten und der berühmte

Klecks Senf zur Bratwurst die Toxizität der verdächtigen Amine vollständig aufhebt.[3, 33]

Kröte in Ketchup

Unter den Gemüsen hat die Tomate angesichts ihrer knapp bemessenen Nährstoffe den wohl größten Überraschungscoup gelandet. Den verdankt sie vermutlich ihrem erklecklichen Gehalt an biogenen Aminen. Während in Bananen das Dopamin überwiegt und in Pomeranzen das Synephrin, dominieren bei der Tomate Tryptamin und Serotonin.[25] Gehalte von etwa 200 Milligramm pro Kilo Trockenmasse lässt sich ein guter Koch nicht entgehen, vor allem, wenn das Produkt noch etwas Acetaldehyd vorzuweisen hat. Das trifft insbesondere für Tomatenmark aus Süditalien zu, das klimatisch bedingt schon leicht in Gärung übergegangen ist. Langes Köcheln bei milder Wärme schafft dann optimale Bedingungen für die Bildung stimmungsbeeinflussender Stoffe.

Unter allen Tomatenprodukten weist der Ketchup die höchsten Gehalte an biogenen Aminen auf.[7] Das ist auch nicht anders zu erwarten, denn zur Ketchuprezeptur gehört gewöhnlich ein Schuss Essig, obwohl die Tomate in geschmacklicher Hinsicht genügend Säure mitbringt. Einen sachdienlichen Hinweis liefert sein zum Teil exorbitant hoher Gehalt an Acetaldehyd, der schon mal bis zu ein Gramm pro Liter betragen kann. Der Essig stellt also mit dem reaktionsfreudigen Acetaldehyd einen wichtigen Grundstoff zur Alkaloidsynthese in ausreichender Menge zur Verfügung.

> ### Schwarz gekocht: Pflaumenmus & Apfelkraut
>
> Angesichts der Reaktionen in Tomatensugo liegt es nahe, über die Inhaltsstoffe von Brotaufstrichen wie Pflaumenmus, Latwerg oder Apfelkraut nachzudenken. Sowohl aus ernährungsphysiologischer als auch aus energietechnischer Sicht sind diese Aufstriche im Grunde in unsinniger Weise verkochte Produkte. Immerhin gibt der Hersteller einer solchen Spezialität an, dass für 100 Gramm 420 g Äpfel und 225 g Birnen benötigt werden, was Rückschlüsse auf eine halbtägige Eindampfzeit mit erheblichem Brennstoffeinsatz zulässt.
>
> Auch wenn entsprechende Analysen bis jetzt fehlen, würde die Bildung von stimmungsbeeinflussenden Stoffen den Arbeitsaufwand bei der Herstellung erklären. Pflaumen enthalten erkleckliche Mengen des biogenen Amins Serotonin, was wie bei der Tomate die Bildung von β-Carbolinen nahelegt. Da Birnen und Äpfel nicht mit derartigen Aminen aufwarten können, dürften sich im Apfelkraut eher stimmungssteigernde Reaktionsprodukte aus Aminosäuren und Zuckern bilden.

Bleiben wir bei den beiden wichtigsten biogenen Aminen im Tomatenketchup, dem Serotonin und dem Tryptamin.[16] Zwar können sie mit dem Aromastoff Acetaldehyd in diverse stimmungsbeeinflussende Alkaloide umgewandelt werden, aber das ist noch lange nicht alles. Wird Tomatenmatsche zu Ketchup weiterverarbeitet, so können sich in der milden Wärme der Bottiche auch ganz andere chemische Umsetzungen abspielen. Und die führen dann zu halluzinogenen Aminen. Denn an das Doppelringsystem des Serotonins und Tryptamins lassen sich leicht weitere Molekülgruppen hängen, zum Beispiel Methylgruppen. Diese Arbeit verrichten auch bestimmte, in allen möglichen Lebewesen vorkommende Enzyme, die Methyltransferasen.[35]

Hängen die Enzyme eine Methylgruppe an das Serotonin, entsteht das halluzinogene Bufotenin. Aus Tryptamin wird das ähnlich wirkende Dimethyltryptamin, kurz DMT. Diese beiden Amine sind Drogenexperten bestens geläufig. Bufotenin ist zwar vor allem als Krötengift bekannt, kommt aber auch in einigen südamerikanischen Mimosenarten und im Gelben Knollenblätterpilz *(Amanita citraria)* vor. Es wirkt wie Meskalin. DMT zeigt ebenfalls psychedelische Effekte und ist ein Hauptwirkstoff des berauschenden Trunks Ayahuasca (s. u.). DMT entfaltet seine Wirkung aber nur, wenn es z. B. zusammen mit β-Carbolinen konsumiert wird. Sie hemmen die MAO, also jenes Enzym, das das DMT abbaut.

Es wäre interessant, einmal die Gehalte an Bufotenin und DMT in Tomatenprodukten wie Ketchup zu messen. Leider fehlen bisher sachdienliche Analysen. Selbst wenn es im Kochtopf nicht zur Bildung von Krötengift kommen sollte – Säugetiere verfügen über reichlich Enzyme, die eine Bildung von halluzinogenen Aminen aus Serotonin und Tryptamin im Eigenbau erwarten lassen: Praktisch alle Gewebe – einmal abgesehen vom Nervensystem – enthalten reichlich Methyltransferasen. Beachtliche Mengen des Krötenhalluzinogens Bufotenin findet man auch im menschlichen Stuhl.[21] Über seine Wirkung im Darm ist bisher noch nichts bekannt.

Im Drogen-Dschungel …

Ayahuasca ist eine Droge, die bei den indigenen Gesellschaften des Amazonasbeckens eine wichtige Rolle spielt. Diesem Trank kommt in den dortigen Religionen die gleiche Bedeutung zu wie in der christlichen der Wein. Er trug wesentlich dazu bei, die Wirkung der europäischen Speisezubereitung zu verstehen, da er die gleichen Mechanismen nutzt, um das Wohlbefinden zu erhöhen. Ayahuasca setzt sich aus zwei pflanzlichen Komponenten zusammen: dem wässerigen Rindenauszug von Lianen der Gattung *Banisteriopsis* und den Blättern des Baumes *Psychotria viridis*, Chacruna genannt, einem Rötegewächs. Dieser Pflanzenfamilie gehören übrigens auch Waldmeister und Kaffeestrauch an.[32, 43]

Das Geheimnis der halluzinogenen Wirkung des Ayahuasca liegt in der Kombination zweier Wirkstoffe. Die Liane liefert das Dimethyltryptamin (DMT), die Chacruna-Blätter steuern β-Carboline bei. DMT allein zu schlucken bringt überhaupt nichts, da das Amin sofort von den Monoaminoxidasen (MAOs) im Darm abgebaut wird. Hier greifen die β-Carboline des Chacruna ein: Sie schalten die MAO aus, wodurch das DMT erhalten bleibt und seine halluzinogene Wirkung voll entfalten kann. Ein typischer Effekt des Konsums von DMT in Verbindung mit derartigen MAO-Hemmern ist übrigens die Vorstellung, sich mit Aliens zu unterhalten. DMT ist nicht nur im Pflanzenreich verbreitet, z. B. in Akazien, auch die menschliche Hypophyse bildet diesen Stoff in Eigenregie.

... und Zauberwald

Jeder kennt die «mexikanischen Zauberpilze» (beispielsweise *Psilocybe mexicana*), die aufgrund ihres Gehalts an halluzinogenen Aminen wie Psilocybin und Psilocin in Mittelamerika zur Heilung, Wahrsagerei und Berauschung konsumiert werden. Psilocybin ähnelt in seiner Wirkung dem chemisch verwandten

LSD, Letzteres ist jedoch 100-mal wirksamer.[34] Die Wirkung von Psilocybin wird ebenfalls durch MAO-Hemmer verstärkt.

Nicht nur in Mexiko, sondern auch in Europa wachsen etliche psilocybinhaltige Pilzarten, wie Düngerlinge (*Panaeolus* ssp.), Samthäubchen (*Conocybe* spp.) und Trichterlinge (*Inocybe* ssp.). Getrocknet bringen sie es fast auf ein Prozent «Stoff» – neben allerlei anderen fragwürdigen Begleitstoffen.[2, 11, 13, 31] Die wenigsten dieser Winzlinge sind jedoch Speisepilze; eine Ausnahme bildet der deutlich größere Rehbraune Dachpilz *(Pluteolus atricapillus)*. Allerdings ist sein Gehalt an Psilocybin so gering, dass von ihm keine Trips zu erwarten sind. Nachdem man erst 2008 psychogene Harmane in essbaren, wenn auch wenig schmackhaften Pilzen wie dem Elfenbeinschneckling entdeckt hat, darf man gespannt sein, ob die Droge auch noch in kulinarisch wertvolleren Speisepilzen als dem Dachpilz entdeckt wird.[42]

Fragen Sie Ihren Arzt oder Apotheker

Auch allein entfalten die β-Carboline Wirkung: In geringen Dosen vertreiben diese Alkaloide Depressionen und Ängste, weil sie die MAOs hemmen.[9] Die Medizin nutzt dies schon seit langem: Synthetische MAO-Hemmer werden als Arzneistoffe gegen Depressionen eingesetzt. Sie verhindern, dass die Botenstoffe Serotonin und Noradrenalin abgebaut werden, und erhöhen dadurch deren Konzentration im Gehirn. So bekommen die depressiven Patienten wieder mehr Antrieb, und zugleich hellt sich ihre Stimmung auf.[24] Kein Wunder, wenn man sich nach dem Verzehr von kunstvoll zubereiteten Soßen mit entsprechender β-Carbolin-Einlage entspannt und zufrieden zurücklehnt. In hoher Dosis erzeugen die Carboline jedoch Tremor, Halluzinationen, Erbrechen und

Verwirrtheit.[12] Aber keine Angst, so große Mengen entstehen im Soßentopf natürlich nicht, denn dazu sind die Konzentrationen der Ausgangsstoffe zu gering.

Einige β-Carboline wie das Harman, Norharman und Harmin bremsen aber nicht nur die MAOs, sondern können auch an die Benzodiazepin-Rezeptoren andocken.[10] Benzodiazepine sind Medikamente, die gegen Angstzustände verordnet werden. Ähnliche Wirkungen dürften daher auch diesen drei Carbolinen zukommen. Sie werden zudem offenbar im Gehirn selbst als endogene Botenstoffe gebildet.[1, 27]

Den Braten gerochen

Beachtliche Gehalte an β-Carbolinen finden sich erwartungsgemäß in Gebratenem und Gegrilltem, Spitzenreiter sind Grillhähnchen. Besonders große Mengen Carboline dürften sich bilden, wenn das Fleisch in Marinade eingelegt wurde. In der leicht sauren Würzflüssigkeit herrschen nämlich sehr günstige Reaktionsbedingungen für die Entstehung dieser Alkaloide. Auch die Beliebtheit von Bratkartoffeln, Weißbrotkrusten oder Erdnussflips spricht für die Anwesenheit derartiger «Lockstoffe».

Allein die aufwendige Zubereitung von Produkten, die lange kochen oder reifen müssen, zeigt, dass es dabei nicht um einen Gewinn an Kalorien oder Nährstoffen gehen kann. Fermentierte Soßen wie Soja, Nam Pla, die thailändische Würzsoße aus fermentiertem Fisch, oder Balsamico-Essig sind Musterbeispiele für Lebensmittel, deren langwierige Herstellung in keiner Relation zum ernährungsphysiologischen Nutzen steht. Erste Analysen zeigen, dass diese Produkte Gehalte an β-Carbolinen und ihren

Amin-Vorstufen von bis zu mehreren 100 Milligramm pro Liter aufweisen.[9, 14, 19] Die Alkaloide und Amine setzen sich mit anderen Inhaltsstoffen um, und diese neuen Substanzen haben wiederum andere Wirkungen. Beispielsweise entstehen aus dem Alkaloid Salsolinol (siehe Seite 108), einem wichtigen Inhaltsstoff von Sojasoßen, und der Aminosäure Cystein sogenannte Dihydrobenzothiazine. Das Cystein wird während der Fermentation aus dem Eiweiß der Ausgangsprodukte freigesetzt. Die neurologischen Effekte dieser Stoffe werden derzeit in Tierversuchen geprüft.[44]

Was aber, wenn bei der industriellen Herstellung von Mikrowellenmenüs und Fertigsuppen kein rechtes Bratenaroma oder vollmundiger Hühnersuppengeschmack entstehen will? Dann greift der Food-Designer zu sogenannten Reaktionsaromen: Man gewinnt sie, indem man Aminosäuren wie Tryptophan oder Cystein mit Zuckern zu einer braunen, aromatischen Masse verschmurgeln lässt. Und schon erhalten wir wieder einmal β-Carboline. Würde Essen nur dem bloßen Überleben dienen, käme der Mensch wohl auch ohne aromatische Soßen und Würzen aus; ihm würde ein Glas Wasser zu gewolftem Fleisch genügen.

Käse schließt den Magen

Deswegen lieben die Menschen auch «übel riechende» Aromen. Ja, sie bieten ihnen einen Kick, der so manchen Käseliebhaber zu Reisen nach Frankreich verleitet. Dort schätzt man faulige Milchprodukte, die hierzulande sofort von der Lebensmittelüberwachung beschlagnahmt werden würden. Ähnlich pestilenzialische Ausdünstungen entströmen gewissen asiatischen Würzsoßen aus vergorenem Fisch oder den berüchtigten schwedischen Surströmmingen. Einheimische behaupten, dass die durch Gärungsgase explosionsgefährdeten Konserven tunlichst im Freien geöffnet werden sollten, der Inhalt aber in geschlossenen Räumen verzehrt werden müsse, da er massenweise Fliegen anlockt.[37, 38]

In Island verbieten viele Frauen ihrem Liebsten die Zubereitung einer landestypischen Festspeise in der eigenen Küche: Gammelrochen. Die beste Rochenfangsaison ist der Spätherbst. Dann wird der Fisch eingesalzen und muss bis zum 23. Dezember, dem Tag des isländischen Schutzheiligen Þorlákur (Porlakur), abhängen. Jetzt ist das ammoniakhaltige Fischfleisch entgiftet und für Menschen mit ausreichend abgehärteten Riechnerven genießbar. Viele Japaner, deren Küche sich ja sonst eigentlich nicht durch heftige Aromen hervortut, verzehren sich nach Natto. Das sind mit *Bacillus subtilis*-Kulturen vergorene Sojabohnen, die neben ihrem Geruch die unangenehme Eigenschaft haben, mit einer schleimigen, fadenziehenden Schicht bedeckt zu sein.

In all diesen fermentierten Nahrungsmitteln stecken reichlich biogene Amine, namentlich Tryptamin, die ein gefundenes Fressen für die Mikroorganismen im Gärbottich sind. Diese verfügen über Enzyme, die der Aminogruppe des Tryptamins einen Methylrest verpassen. Und schon erhält man wieder einmal das halluzinogene Amin DMT (s. o.). Wird statt Tryptamin Serotonin methyliert, erhält man Bufotenin. Dabei entstehen aus diesen Aminen auch gewisse Mengen von Stoffen, über deren Duftqualität Namen wie Skatol (griechisch für Kot) oder Cadaverin hinreichend Auskunft geben. Nicht zuletzt deswegen signalisiert der Gestank eines zum Surströmming mutierten Ostseeherings dem Kundigen himmlische Genüsse.

Also erheben wir unsere Gläser zu Ehren der Köchin! Das nützt auch uns: Denn Wein und Bier entgiften nicht nur unerwünschte krebserregende Amine, sondern erleichtern auch die Resorption der β-Carboline.⁴ Und wem das immer noch nicht genügt, der genehmigt sich nach dem Essen noch einen Espresso oder greift zum Verdauungs-Zigarettchen, denn diese Produkte sorgen für die höchste Harmanzufuhr. Selbst in Fertigkaffees wurden erhebliche Carbolinmengen identifiziert – ein Hinweis darauf, dass diese Stoffe so manches Mal sogar die Verfahren der Lebensmittelindustrie unbeschadet überstehen.[15]

Vom Wesen der Kochkunst

Die Forschung über stimmungsbeeinflussende Stoffe in Lebensmitteln steht noch am Anfang. Und es wird noch geraume Zeit dauern, bis sie mit dem Fachwissen eines Kochs gleichziehen kann. Nicht umsonst trägt die Kochkunst dank jahrtausendelanger Empirie wesentlich dazu bei, Gerichte so zuzubereiten, dass der Esser sich wohlfühlt. Dieser Effekt ist viel weniger den Servietten, dem Silberbesteck oder dem Restaurantambiente geschuldet als der Pharmakologie. Dabei ähnelt das Hervorzaubern der gewünschten Effekte oft genug einer Gratwanderung. Bei der Zubereitung müssen präzise Vorgaben eingehalten werden, Rezeptur und Verfahren werden oft über Generationen optimiert, bis sie perfekt sind.

Denn ebenso oft wie die Kochkunst ein Optimum an stimmungsverbessernden Stoffen erzeugt, läuft sie Gefahr, über das Ziel hinauszuschießen und statt Halluzinogenen deren Gegenspieler zu produzieren. Entstehen in den Reaktionsräumen von Topf, Pfanne oder Bratröhre die falschen Stoffe, reagiert der Gast mit Unwohlsein, Appetitlosigkeit oder Kopfschmerzen. Da es sich zudem jedes Mal um komplexe Mixturen handelt, ist zu erwarten, dass die Menschen individuell unterschiedlich reagieren – je nachdem, welche Polymorphismen bei ihnen vorliegen. Auch deshalb hat jeder ein anderes Lieblingsgericht. Und deshalb scheitern die meisten neuen Kreationen, egal, ob sie von den Food-Designern oder in der Spitzengastronomie ersonnen werden.

Aroma-Akrobaten

Hoffen wir, dass die Verbraucher auf psychotrope Stoffe in unserer Nahrung gelassener reagieren als die Behörden auf Mohnbrötchen. Nichts ist weiter voneinander entfernt als Kochkunst und Drogenkonsum – auch wenn in dem einen oder anderen Gourmettempel schon gekokst worden sein soll. Aber kann man das fachliche Wissen unserer Köchinnen nicht missbrauchen? Ist der Wohlgeschmack, sind die Verlockungen des Appetits nicht eine Ursache von «Übergewicht»? Wer dieser Meinung ist, sollte konsequent den Handel mit Kochbüchern, Frauenzeitschriften und das Treiben von TV-Köchen untersagen. Wer Vorbild sein will, kann sich ja in aller Öffentlichkeit an Kamillentee und sauren Kutteln delektieren.

Von der Gewieftheit der Lebensmittelindustrie machen sich viele Menschen übertriebene Vorstellungen. Zunächst widerstreben bereits einfache biologische Zusammenhänge dem Denken vieler Manager. Deren Weltbild ist vom Marketing gekennzeichnet – vom Versuch, sich mit dem Zeitgeist ins Bett zu legen, um auf dem Markt Beifall zu erheischen. Vielen von ihnen ist ein naturwissenschaftliches Weltbild weitaus fremder als dem Vatikan. Zudem haben sie jahrzehntelang versucht, die wertgebenden, aber zeitaufwendigen und teuren Verfahrenstechniken, die Stimmungsmacher erzeugen, zu ersetzen: Heute dominieren billige Schnellverfahren und Aromastoff-Akrobatik. Dass sie damit die für den langfristigen Profit so wichtige Kundentreue leichtfertig verspielen, scheint den Strategen des schnellen Erfolgs entgangen zu sein.

Vielleicht kommt die Erkenntnis, dass erfolgreiche Lebensmittel Stimmungsmacher enthalten, doch irgendwann bei den Produktdesignern an. Aber dann wird allenfalls die Versuchung wachsen, ernährungsphysiologisch fragwürdige Erzeugnisse wie Weizenvollkornmüslis, Diätjoghurt oder Sojawurst damit anzureichern, um den gescheiterten Ernährungsprogrammen unserer Gesundheitsapostel doch noch zum erhofften Erfolg zu verhelfen. Doch die Rechnung wird nicht aufgehen: Der Körper erkennt über kurz oder lang wertlose oder schädliche Speisen. Da nützt dann auch ein Zusatz von Harmanen oder Allylbenzolen nichts mehr.

Mohn – die Mutter aller Drogen

Im Jahr 2005 gerieten frische Mohnbrötchen, die Krönung des Frühstücks und unverdächtig wie die Morgensonne, mitten ins Visier der Drogenfahnder. Aber nicht, weil Junkies eine bahnbrechende Methode entwickelt hätten, daraus «Stoff» zu destillieren, sondern weil ein sechs Monate alter Junge ins Koma gefallen war. Damit der Kleine durchschlief, hatte ihm seine Mutter ein altes Hausmittel eingeflößt: ein Fläschchen Milch, in der sie Mohnsaat aufgekocht hatte. Ein dummer Zufall wollte, dass die beliebte Backzutat, bekannter unter der Handelsbezeichnung Blaumohn, in diesem Fall eine abenteuerlich hohe Dosis Morphin enthielt, nämlich 1000 Milligramm pro Kilo. Glücklicherweise erwachte das Kind auf der Intensivstation wieder und überstand seinen frühen Drogentrip unbeschadet.

Da für Erwachsene bereits 200 Milligramm Morphin tödlich sein können, beschlossen die Experten, jeglichen Speisemohn als gefährliche Droge zu brandmarken. Damit war der Ruf des delikaten Blaumohns als gesundes, unbescholtenes Lebensmittel dahin, obwohl dessen Unbedenklichkeit vorher allerorten und jederzeit von der Fachwelt garantiert worden war.

Blaumohn ist der Samen des Schlafmohns *(Papaver somnife-*

rum). Bekanntlich enthält sein Milchsaft ein Gemisch aus Alkaloiden, mehr oder weniger giftigen Substanzen, die die Pflanze eigentlich zur Abwehr von Fraßfeinden herstellt. Das bekannteste dieser Alkaloide ist das rauscherzeugende Morphin, es ist zugleich der Hauptinhaltsstoff des Opiums. Heute gibt es etwa 300 Sorten Schlafmohn, die sich entweder mit weißen, rosa oder purpurfarbenen Blüten schmücken und die einen unterschiedlich hohen Gehalt an betäubend wirkenden Alkaloiden aufweisen. Aber nur besonders morphinarme Sorten sind zur Gewinnung von Blaumohn zugelassen.

Allen Regulierungen zum Trotz enthalten die reifen Samen des Schlafmohns von Natur aus aber sowieso kein Morphin. Noch nicht einmal die morphinreichste Sorte lagert dort in nennenswertem Umfang betäubende Alkaloide ein. Wäre es anders, hätte man den Blaumohn wohl schon im Tante-Emma-Laden an der Ecke als heißen Tipp gehandelt. Das Morphin gelangt auf ganz anderem Wege in den Blaumohn: Es befindet sich in der walnussgroßen Samenkapsel. Wenn die Kapseln noch nicht trocken sind und dann maschinell zur Saatgewinnung aufgequetscht werden, kann etwas morphinhaltiger Pflanzensaft in den Blaumohn gelangen. Das lässt sich natürlich kaum vermeiden, denn zum Erntezeitpunkt stehen immer ein paar unreife Pflanzen auf dem Feld. Auf diese Weise wurde auch der Blaumohn verunreinigt, den die ahnungslose Mutter für den Schlummertrunk verwendete: Er stammte aus Australien und überdies von einer besonders morphinreichen Schlafmohnsorte, die man speziell zur Arzneistoffgewinnung angebaut hatte.[17]

Unter Blinden: Das Auge des Gesetzes wacht

Dieser unselige Einzelfall ließ Andreas Hensel, den Präsidenten des Bundesinstituts für Risikobewertung (BfR), nicht ruhen. Er befürchtete, dass im ungünstigsten Fall «Bewusstseinsbeeinträchtigungen, Atemdepression und Herzkreislaufeffekte» durch den Genuss von Mohnzöpfen, Mohnbrötchen oder Germknödeln auftreten.[9] Hensels Behörde erließ eilends eine gestrenge Höchstmenge von 4 Milligramm Morphin pro Kilo Blaumohn. Um diesen Wert sicher einzuhalten, laugen heute die Anbieter frische Mohnsaat mit heißem Wasser aus, bevor sie in die Supermärkte gelangt.[6] Die geheimnisvollen Pasten, die von den Bäckern bisher als Fertigfüllung für Plattenkuchen und Mohnteilchen verwendet wurden, enthielten opiatwirksame Mohnbestandteile sowieso seit jeher nur in Spuren.[23]

Die Bemühungen des BfR hätten sich in der Antike vermutlich segensreicher ausgewirkt: Einer Lesart nach soll sich der Gattungsname *Papaver* von den lateinischen Wörtern *pap(p)a* = Kinderbrei und *verum* = echt ableiten.[3] Tatsache ist, dass schon die Mütter im alten Rom ihren Kindern Brei verabreichten, den sie ohne Skrupel mit dem morphinhaltigen Saft des Schlafmohns versehen hatten. Es ist nicht bekannt, dass die Römer dadurch kollektiv süchtige Morphinisten geworden wären. Wie belanglos sind da im Vergleich zu dieser Praxis die Mengen an Mohn, mit denen unsere Bäcker ihre Frühstücksbrötchen verzieren? Wäre es anders, würden Morgen für Morgen massenhaft verstörte Gestalten vor unseren Bäckereien auf «Stoff» lungern. Aber gewiss haben die Verunreinigungen mit alkaloidhaltigem Milchsaft den Genusswert des Mohngebäcks hin und wieder ein wenig gesteigert.

Der Trank des Vergessens

Tränke, die Schmerz lindern und Vergessen schenken, sind wohl so alt wie die Menschheit und spielen in der antiken Mythologie eine bedeutende Rolle: Die Erdgöttin Demeter betäubt so ihren Schmerz über ihre von Hades in die Unterwelt entführte Tochter Persephone, und auch der Höllenhund Cerberus lässt sich durch einen derart getränkten Happen beruhigen, als man ihm *«einen betäubenden Kloß mit würzigen Säften und Honig vorwirft»*.[25] Hauptbestandteil des «würzigen Tranks», den die alten Griechen *nepenthes*, also «sorglos», nannten, war sicherlich der Saft des Schlafmohns. Bereits in der Odyssee, die im 8. oder 9. Jahrhundert v. u. Z. entstand, macht das Zaubermittel *nepenthes* den Menschen gleichgültig gegenüber der Trauer, die *«künstlich bereitete Würze»* lasse sogar den gewaltsamen Tod der eignen Kinder mit Gleichmut ertragen – der typische Effekt von Opium.[10]

In der Antike war Opium gleich drei Göttern geweiht: dem Gott des Todes, Thanatos, dem Gott des Schlafes, Hypnos, und dem Gott der Träume, Morpheus, dem das Morphium seinen Namen verdankt. Römische Ärzte kredenzten den Opiumbecher offenbar Patienten, die aus dem Leben scheiden wollten. Als besondere Gnade mischte man in Hellas Opium in den Schierlingsbecher der zum Tode Verurteilten, während man im 16. Jahrhundert in manchen Städten als Hexen verurteilten Frauen einen Trank aus «Bilsamsamen» kredenzte, der sie in eine Art Dämmerschlaf versetzte, bevor man sie auf dem Scheiterhaufen verbrannte – humaner Strafvollzug anno dazumal.[15, 27]

Dabei ist der Mohn in Mitteleuropa eine alte Kulturpflanze. Dem Züricher Pharmakologen Carl Hartwich, der in Pfahlbauten aus der Jungsteinzeit Samen und Kapseln von Kulturmohn gefunden hat, drängte sich die Frage auf, «zu welchem Zweck man den Mohn wohl in Kultur genommen habe (...). Auf den ersten Blick scheint es der Ölgehalt der Samen gewesen zu sein, der die Menschen für den Mohn interessiert hat, aber bei näherem Hinsehen ist das doch nicht so sicher, denn den Menschen standen in anderen Pflanzen (Buche, Haselnuss, Linde, Lein, Kreuzblätter usw.) andere ölliefernde Pflanzen reichlich zu Gebote, deren Material leichter zu verarbeiten war als die außerordentlich kleinen Samen des Mohn. Man wird also doch wenigstens die Möglichkeit zuzugeben haben, dass man den Mohn in erster Linie nicht als Ölpflanze verwendete, und dann liegt es natürlich am nächsten, an eine Verwendung als Genussmittel zu denken.»[8]

So blieb es jahrtausendelang. Noch für unsere Großmütter war es selbstverständlich, Schlafmohn zwecks Blaumohngewinnung im Küchengarten auszusäen. Aber 1978 wurde sein Anbau in der Bundesrepublik per Betäubungsmittelgesetz verboten, damit niemand mehr auf den Gedanken kam, die unreifen Kapseln anzuritzen, um sich am auslaufenden Milchsaft zu berauschen. Die Hysterie ging sogar so weit, dass man im Kampf gegen Drogen gleich auch den morphinfreien Türkenmohn *(Papaver orientale)* aus den Gärten verbannte, obwohl das darin enthaltene Alkaloid Thebain gar keine narkotische Wirkung hat.

Wahrscheinlich war es den Schutzmännern auf Streife nicht zuzumuten, in den Schrebergärten knallroten Türkenmohn von dem meist weiß bis rosa blühenden und nur selten purpurblütigen Schlafmohn zu unterscheiden. Dabei ist das ganz einfach: Allein der Schlafmohn hat unzerschlitzte, stängelumfassende und zudem bläulich bewachste Blätter. Offenbar wurde das auch dem Gesetzgeber hinterbracht. Ab 1984 durften westdeutsche Hobbygärtner laut revidiertem Betäubungsmittelgesetz ihre Rabatten wieder ungestraft mit leuchtendem Türkenmohn verschönern.[4]

Keine Macht den Drogen!

Statt Gartenblumen unter polizeiliche Beobachtung zu stellen, wäre der Klatschmohn *(Papaver rhoeas)* auf den Feldern unserer Biobauern für Drogenfahnder schon interessanter. Obgleich er kein Morphin enthält, wurde er in der Volksmedizin als Opiumersatz genutzt. In niedrigen Dosen wirkt er schmerzstillend und beruhigend, höhere Dosen führten des Öfteren zu Vergiftungen. Bei Kindern reicht schon eine Samenkapsel vollkommen aus.[22] Verantwortlich zeichnen seine zahlreichen Alkaloide wie Rhoeadin, gefolgt von Allocryptopin, Berberin, Papaverin und anderen.[1] Paragraphen bringen hier leider nichts, denn Unkraut vergeht nicht ...

Der Anbau von Mohn war im Westen nur noch auf winzigen Flächen nach der – natürlich kostenpflichtigen – Genehmigung durch die Bundesopiumstelle erlaubt. So wurde die erwerbsmäßige Mohnkultur unwirtschaftlich und machte sich alsbald ganz vom Acker. Daraufhin kam unser Blaumohn vorwiegend aus der Türkei. Den dortigen Produzenten konnte es nun ziemlich egal sein, wie viel Morphin in die Exportware geriet. Die Bäckereien beklagten sich zudem über verschimmelten und mit Unkrautsamen verunreinigten Mohn.[24] Anders die Situation in der devisenklammen DDR: Dort wurden etwa 5000 Hektar mit Schlafmohn bepflanzt.[24] So waren auch nach der Wende in so manchem ex-sozialistischen Hausgarten veritable Mohnbeete zu entdecken.

Inzwischen wurde der großflächige Mohnanbau in Deutschland wieder genehmigt, und die morphinarme polnische Sorte «Przemko» zugelassen, die mittlerweile von «Mieszko» abgelöst wurde.[24] Österreich entwickelte seine eigene morphinarme Sorte «Zeno Morphex». In der Alpenrepublik werden seit jeher große

Mengen Speisemohn fürs Kaffeehausgebäck und typische Spezialitäten wie Germknödel angebaut.[7] Auch das vergleichsweise teure Mohnöl weiß die feine Küche zu schätzen.

Die Reste vom Feste

Opium war im Gegensatz zum Blaumohn und seinem Öl immer ein viel zu wertvolles und gewinnbringendes Handelsgut, als dass man damit großzügig sein Essen gewürzt hätte. Aber für die Abfälle der Rohopiumgewinnung, die trockenen Kapseln des Schlafmohns, bot sich die Verwendung als «antörnendes» Gewürz an. Dieses Mohnstroh enthält zwar kaum noch Morphin, dennoch reicht sein geringer Gehalt vollkommen aus, um daraus leicht euphorisierende Getränke zu brauen. Von Indien bis nach Usbekistan genießt man Kuknar. Man weicht die Kapseln über Nacht in Wasser ein und zerreibt sie dann mit den Fingern so lange, bis die Alkaloide praktisch restlos in die Flüssigkeit übergetreten sind.[5]

Auch in China lässt man das Mohnstroh (also die leeren Kapseln) nicht umkommen. Geschäftstüchtige Köche geben ein paar Kapseln mit in den Sud und entfernen das verräterische Nahrungsergänzungsmittel vor dem Servieren wieder.[28] Die Kunden loben den «guten Geschmack» der Mahlzeit und kommen künftig gern wieder. Wohl nur im Zuge des Melamin-Skandals verbot die chinesische Regierung Ende 2008 die Verwendung solcher fragwürdigen Zusätze im Essen. Ob's was nützt, sei dahingestellt, denn die althergebrachte Praxis ist sowieso seit langem illegal.

Schmerz, lass nach!

Morphin ist das wirksamste Schmerzmittel, das wir bis heute kennen.[12] Es ist der Hauptbestandteil des Rohopiums, einer braunen, klebrigen und narkotisch riechenden Masse. Sie enthält ein Gemisch aus etwa 40 Alkaloiden. Die wichtigsten Begleitalkaloide des Morphins sind das Codein und das Thebain. Weil die drei Stoffe eine sehr ähnliche chemische Struktur haben, nennt man sie Morphinan-Alkaloide. Diese Ähnlichkeit bedeutet allerdings nicht, dass sie auch dasselbe bewirken: Codein ist ein vorzüglicher Hustenstiller, als Schmerzstiller taugt es dagegen deutlich weniger als Morphin. Thebain erzeugt Krämpfe, keine Träume. Deswegen unterscheiden sich die Effekte der verschiedenen Opiumzubereitungen, etwa des Opiumextrakts aus der Apotheke oder des Rauchopiums chinesischer Opiumhöllen, deutlich von denen des isolierten, reinen Morphins.

Morphin als Reinsubstanz fördert den Schlaf, es euphorisiert und kann Halluzinationen hervorrufen. Im Gehirn bindet das Alkaloid an die Opioid-Rezeptoren. Sie sind eigentlich Andockstellen für körpereigene Botenstoffe, die Endorphine. Opioid-Rezeptoren, umgangssprachlich als Opiatrezeptoren bezeichnet, findet man aber auch außerhalb des Gehirns, zum Beispiel im Darm. Im Dickdarm hemmt Morphin die Weiterbeförderung des Darminhalts. Dadurch wird mehr Wasser aus dem Stuhl rückresorbiert, wodurch es zur Verstopfung kommt.[7, 12, 13, 26] Daher verordnen Ärzte Morphin seit langem auch als hochwirksames Durchfallmittel. Außerdem dämpft es wie Codein den Hustenreiz und entspannt die Bronchien. In höherer Dosis lähmt es allerdings das Atemzentrum, was zum Tode führen kann. Zeichen einer Morphinvergiftung sind Blässe, tiefer Schlaf, unregelmäßige Atmung und «Stecknadelpupillen».

Der älteste überlieferte Opiumtrank, der Theriak, stammt angeblich vom pontischen König Mithridates IV. Später wurde die Mixtur von Andromachus, dem Leibarzt Neros, erweitert. Das aus bis zu 300 dubiosen Ingredienzien wie Entenblut und Vipernfleisch zusammengesetzte Gebräu galt fast zwei Jahrtausende hindurch bis in die jüngste Vergangenheit als Allheilmittel. Am begehrtesten war der venezianische Theriak. Sein hoher Preis machte den Opiumtrank für viele Bürger unerschwinglich und öffnete so Kurpfuschern und Fälschern Tür und Tor. Die medizinische Bedeutung des Theriaks sank nach einer zweitausendjährigen pharmakologischen Erfolgsstory erst gegen Ende des 18. Jahrhunderts.

Etwas weniger aufwendig, aber nicht weniger wirksam gestaltet sich die Herstellung eines anderen Opiumtranks: Der Arzt und Alchemist Paracelsus (1493–1541) entwickelte um 1500 das Laudanum, eine etwa zehnprozentige alkoholische Opiumtinktur, deren genaue Zusammensetzung streng geheim gehalten wurde. Paracelsus konnte damit große Erfolge durch Wunderkuren erzielen, hat aber wohl ebenso viele Opiatabhängige zurückgelassen. So wurde das relativ billige, freiverkäufliche Laudanum zum Modetrank für allerlei Wehwehchen, den man selbst Kindern bedenkenlos einflößte, und machte dem Theriak Konkurrenz. Heute lebt der Theriak zwar ohne Opium, aber noch immer mit Alkohol als «Schwedenbitter» fort. Jetzt geht es ja auch weniger darum, Durchfälle als Folge mangelnder Hygiene zu verhindern, sondern mit den im Trank enthaltenen Abführmitteln der Verstopfung entgegenzuwirken.

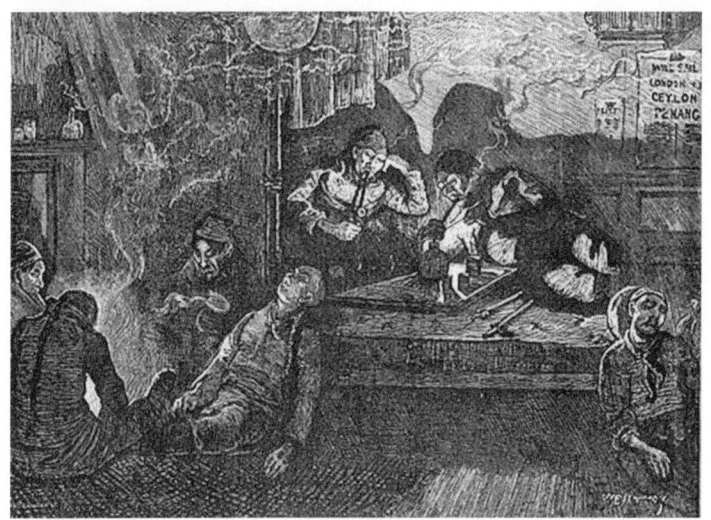

Abb. 9: Opiumhöhle im Londoner East End; Darstellung in der
Illustrated London News *vom 1. August 1874.*

Abhängig von Reinheit

Eine Droge aus dem Pflanzen- oder Tierreich wird oft erst dann zu einer echten Gefahr, wenn man ihren Wirkstoff isoliert oder so manipuliert, dass er wesentlich stärker und schneller berauscht, aufputscht oder beruhigt. Solche Beispiele sind Alkaloide wie das Nikotin aus dem Tabak und das Kokain. Kokain ist der leistungssteigernde und zugleich den Appetit hemmende Hauptinhaltsstoff der Blätter des Kokastrauches *(Erythroxylum coca)*. Die Bewohner des Andenhochlands schätzen Kokablätter seit jeher als Genussmittel. Sie kauen sie vor allem zur Leistungsförderung, was angesichts der kargen und lebensfeindlichen Umwelt nicht verwundert. Trotz dieser Angewohnheit ist dort keine willenlose, süchtige Gesellschaft entstanden.

Erst als man reines Kokain herstellen konnte, trat das Alkaloid seinen Siegeszug rund um die Welt an. Denn als Reinsubstanz wirkt Kokain deutlich stärker als in Verbindung mit all seinen Begleitstoffen im Blatt und dem Kalk, den die Indios zusammen mit den Blättern kauen. Der nächste Schritt bestand in der Kombination von Kokain mit Alkohol, denn dabei entsteht das noch heftiger wirkende Cocaethylen.[20, 21] In Europa und Nordamerika erfreuten sich darum ab 1860 kokainhaltige Weine zur «Nervenstärkung» allgemeiner Beliebtheit. In den letzten Jahren wurde dieser Entwicklung noch einmal eins obendrauf gesetzt. Durch die Zugabe von haushaltsüblichen Lebensmittelzusatzstoffen wird aus Kokain Crack hergestellt. Dieses Teufelszeug wirkt so schnell und stark, dass es schon bei der ersten Einnahme Abhängigkeit erzeugt und zu einer extrem zerstörerischen Verelendung der User führt (prominentestes Beispiel: die Sängerin Amy Winehouse).

Nicht viel anders sieht es beim Morphin aus. Das Alkaloid wurde erstmalig im Jahre 1806 von dem Apotheker Friedrich Sertürner aus Rohopium isoliert. Seither wird weltweit die Reinsubstanz statt des Rohopiums eingesetzt, das neben dem Morphin noch eine Fülle weiterer Alkaloide enthält. Diese haben manchmal narkotische, manchmal so gut wie gar keine Effekte, und manchmal heben sie die Wirkung des Morphins sogar auf. Nach der Erfindung der Injektionsspritze im Jahre 1856 kam eine neue Art des Drogenkonsums auf: die Selbstinjektion. Damit ließen sich potente Suchtmittel in Reinform direkt in die Blutbahn befördern, ohne unerwünschte Begleitstoffe. Die Nadel dürfte auch zu etlichen drogenabhängigen Soldaten geführt haben, da Morphin und Spritzbesteck zur Feldausrüstung gehörten.[12]

Schimmliges Opium

Im Altertum und im Mittelalter hat man Opium hauptsächlich gegessen oder getrunken. Dass dadurch ganze Völker süchtig geworden wären, wie später in China, ist nirgends überliefert. Zu einer Droge, die ganze Völkerschaften ruiniert, ist Opium offenbar erst geworden, als man es mit einem speziellen Verfahren «rauchfähig» machte.

Zur Herstellung von Tschandu (Rauchopium) wurde das Rohopium in flachen Messingpfannen mit Wasser aufgeweicht und dann auf offenem Feuer eingedickt, bis sich eine feste Masse bildete. Die Pfannen wurden umgedreht, das Rohopium direkt in die Flammen gehalten und dabei auf über 200 °C erhitzt. Die oberste Schicht des Kuchens blähte sich dabei unter Abgabe aromatischer Dämpfe auf und wurde als schwarzer, flacher Fladen vom übrigen Kuchen abgezogen. Dieser Prozess wurde etwa 12- bis 14-mal wiederholt, bis der Kuchen aufgebraucht war. Die Fladen wurden zerstoßen, mit Wasser extrahiert, filtriert, eingekocht, bis sie die Konsistenz von flüssigem Honig erreichten, schaumig geschlagen und mit Mikroorganismen *(Aspergillus niger)* beimpft und mindestens einen Monat vergoren. Dabei entwickelt sich im Inneren der Schimmel, der die Masse blasenförmig auftreibt. Wie es der Zufall will, sind Aspergillen in der Lage, Lysergsäure-Derivate zu bilden.[13] Erst nach dieser Maßnahme ist das Tschandu rauchfähig.[8]

Diese aufwendige Verarbeitungsmethode ergibt nur dann Sinn, wenn man annimmt, dass die eigentlich wirksame Droge hier gerade nicht das Morphin ist. Zwar ist der Gehalt an Morphin im Tschandu doppelt so hoch wie im Rohopium, aber das allein rechtfertigt nicht die komplizierte Technologie. Vermutlich werden durch die Fermentation und die Erwärmung Stoffe (Mykotoxine, Heroin, LSD) mit größerem Suchtpotenzial gebildet.

War es früher vor allem der Morphinismus (besonders unter Ärzten verbreitet), so ist es heute die Heroinabhängigkeit. Heroin wird aus Morphin erzeugt. Das entbehrt nicht einer gewissen Ironie, denn Heroin wurde von der Firma Bayer speziell entwickelt, um die schnell zur Abhängigkeit führenden Hustenmittel Morphin und Codein abzulösen. Die Hoffnung, mit Heroin einen harmlosen Hustenstiller zur Hand zu haben, erwies sich jedoch als trügerisch. Denn das synthetische Heroin ist lipophiler, also fettlöslicher, als die beiden natürlichen Alkaloide. Und je besser eine Substanz sich in Fett löst, desto leichter gelangt sie ins Zentralnervensystem. Damit wirkt Heroin stärker berauschend und wird aus diesem Grunde von der Rauschgiftszene bevorzugt.

Krötenschlucker

Man muss über die unterschiedliche Wirkungsweise von Reinsubstanzen und Stoffgemischen Bescheid wissen, wenn man über stimmungsbeeinflussende Stoffe in der Nahrung sprechen will. Der Mensch isst ja nicht nur, um satt zu werden, sondern auch, um sein Lebensgefühl zu steigern. Niemand kann kiloweise Mohnstollen vertilgen, um an genug Morphin für einen Trip zu gelangen, niemand wird durch Mohnbrötchen ins Land der Träume geschickt. Für eine echte Euphorie müssten wir so gewaltige Mengen Mohngebäck vertilgen, dass unser Magen lange vorher revoltieren würde.

So notwendig die Kontrolle des Drogenkonsums auch ist, es wäre fatal, wenn die Lebensfreude, die sich ebenfalls aus geringsten Mengen dieser Wirkstoffe in unserer Nahrung nährt, aus pharmakologischer Ignoranz und Populismus auf der Strecke bliebe. Wer glaubt, Morphin in jeder Form verbieten zu müssen, sollte wissen, dass dieser Stoff von vielen Lebewesen selbst gebildet wird, von der Muschel bis hin zum Säuger. Die höchsten Gehalte, die je in einem Tier angetroffen wurden, fanden sich übrigens im giftigen Hautsekret der Kröte.[16] Kein Wunder, dass sie zum Symbol der Hexenküche avancierte. Aber nicht nur ein warziger Lurch, auch jeder Suchtexperte erzeugt in seinem Körper ein klein wenig Morphin.[2, 18, 19]

Alkohol – der Vater des Rausches

Vielleicht wäre die Menschheit besser gefahren, wäre ihr die Kunst der Alkoholgewinnung verborgen geblieben und hätte sie sich wie Amsel und Drossel, Schimpanse und Gibbon mit naturbelassenen Früchten begnügt. Schließlich legen Tiere weder Weinkeller an, noch brennen sie Wodka. Stimmt schon, aber in Sachen Alkohol beweisen sie trotzdem erhebliches Potenzial: Alle Lebewesen, die Obst verzehren, sind naturgemäß auch an den Konsum von Alkohol angepasst. Denn nach der Reife, nach den ersten Nachtfrösten, gehen die süßen Früchtchen in Gärung über. Sind Wildsau oder Rehbock nicht einigermaßen trinkfest, bleiben sie beim Kampf ums Fallobst auf der Strecke.[12]

Von Schluckspechten und Saufhörnchen

Nicht nur rabenschwarze Schluckspechte wie Wilhelm Buschs «Hans Huckebein» interessieren sich für Hochprozentiges, von der Taufliege bis zum Elefanten grasen Tiere ihre Umwelt eifrig nach Vergorenem ab. In Asien werden immer wieder Klagen über Dickhäuter laut, die die Dörfer gezielt nach Reisbiervorräten durchstöbern.[9] Sturzbesoffen fangen sie an zu randalieren. Ihren gigantischen morgendlichen Brummschädel stellen wir uns besser nicht vor. Vögel bauen im trunkenen Zustand Verkehrsunfälle. Sie verfehlen die Lücken zwischen den Bäumen und bleiben k. o. liegen. Sogar in freier Natur gilt: «Don't Fly Drunk!/Don't Drink and Fly.» Allerdings interessiert das dort kein Schwein. Tiere sind eben auch nur Menschen und trinken in geselliger Runde gern einen über den Durst.[12]

Homo sapiens wird ebenfalls hin und wieder von frischem, noch unvergorenem Obst angelockt. Eine wichtige Triebkraft ist dabei auch wieder sein Alkoholgehalt: Reife Bananen enthalten bis zu einem Prozent Ethanol, was ihre Beliebtheit in der Kinderernährung und unter Ex-Alkoholikern zumindest teilweise erklärt. Außerdem steckt in Früchten Pektin. Aus diesem von Ernährungsberatern hochgeschätzten Ballaststoff wird bei der Verdauung hochtoxisches Methanol freigesetzt.[36] So gesehen ist der Brauch der Altvordern, «5-mal am Tag» zwar Obst, jedoch nur in gebranntem Zustand zu konsumieren, unschwer nachvollziehbar. Da konnte man das Methanol wenigstens abdestillieren und mit dem Vorlauf wegkippen. Denn Methanol gehört zu den Hauptbestandteilen des Fuselöls und führt unter anderem zur Erblindung. Das wiederum erhellt den Spruch «ein Auge riskieren», wenn man sich Stoff zweifelhafter Herkunft zu Gemüte führt.

Pionierarbeit auf dem Gebiet des Promilletrainings leistet *Ptilocercus lowii*, das malaysische Federschwanz-Spitzhörnchen, auch Saufhörnchen genannt. Dieses eichhörnchenartige Geschöpf zählt trotz seines Namens nicht zu den Nagern, sondern steht den Primaten nahe, zu denen auch wir Menschen gehören. Und es begnügt sich nicht etwa mit einem gelegentlichen Kneipenbesuch. Nein, es ist dort Stammgast! Das Tierchen nährt sich tagaus, tagein vom vergorenen Nektar der Bertampalme *(Eugeis-*

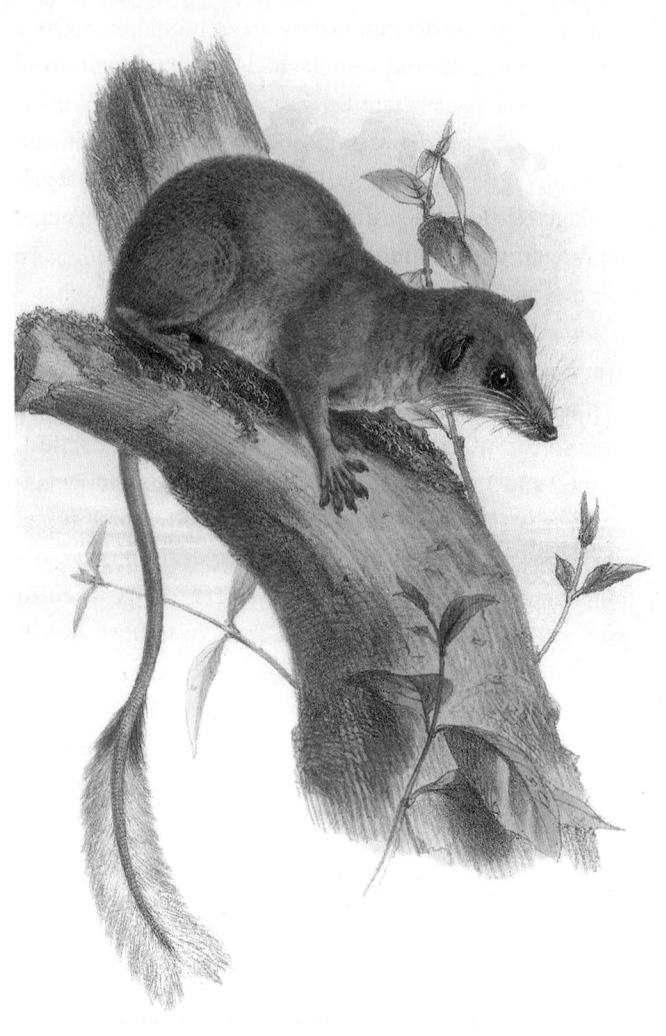

Abb. 10: Durstiger Zeitgenosse: Das Federschwanz-Spitzhörnchen, hier eine künstlerische Darstellung aus dem Jahr 1848.

sona tristis). Mit fast vier Volumenprozent enthält er die höchste Alkoholmenge, die in freier Wildbahn gemessen wurde. Obwohl die Hörnchen nachts mehr als zwei Stunden in ihrer Wipfel-Kneipe frisch gezapften Palmwein picheln und auch tagsüber an den Blütenständen nuckeln (der Mediziner spricht vom «Spiegeltrinker»), zeigen sie keinerlei Anzeichen von Suff – einmal abgesehen von ihren rötlich schimmernden Säufernäschen.[44]

Eigentlich müssten die Kerlchen jede Nacht hackevoll von der Palme purzeln. Aber sie scheinen mit den Longdrinks vom Busen der Natur prächtig zu gedeihen. Trittsicher klettern sie durch die Blütenstände, wobei sie weder die Balance noch die Contenance verlieren. Suchtexperten sind ratlos: «Es ist noch nicht geklärt, im welchem Maße die Spitzhörnchen von dem aufgenommenen Alkohol profitieren und wie sie das Risiko eines ständig hohen Blutalkoholspiegels verringern.» Anscheinend – so die Forscher – gab es bereits in der frühen Evolution der Primaten einen «mittleren bis hohen Alkoholkonsum» – wovon die Menschheit bis heute profitiert.[44]

Die längste Alkoholfahne der Welt

Der Alkohol ist natürlich keine Erfindung des Menschen. Die Formulierung mag dem einen oder anderen zu hochgegriffen sein, aber selbst am Himmelszelt werden Zecher fündig. Astronomen haben in den letzten Jahren im Weltall unvorstellbar große Alkoholnebel entdeckt – darum wurde die Gaswolke Sagittarius B2 auch unter Ernährungsfachleuten populär.[8] Sie enthält reichlich Ethanol. Wenn also Captain Kirk mit dem Raumschiff Enterprise absonderlichen Gestalten begegnet sein will, hat er vielleicht nur zu tief ins Fernglas geschaut …

Angst essen Seele auf

Es geht uns nicht um die Bagatellisierung einer gefährlichen Droge, sondern darum, den Kopf für ein angstbesetztes Thema wieder frei zu bekommen und die Dinge in der richtigen Relation zu sehen. Wer allein auf die Gefahren des Alkoholkonsums verweist und jede sachliche Information als «Verharmlosung» verteufelt, wie die Deutsche Hauptstelle für Suchtgefahren, macht sich unglaubwürdig. Die wichtige Tatsache, dass Abstinenzler im Schnitt häufiger am Arbeitsplatz fehlen, öfter ins Krankenhaus müssen und eine geringere Lebenserwartung haben als Alkoholkonsumenten, sucht man in den Schriften der Suchtpräventaten vergebens.[21, 32, 34, 43] Vielleicht liegt es ja daran, dass Genussmittel seit eh und je den «Spaß an der Freud'» erhöhen, wie es der Rheinländer so elegant formuliert.

Genussmittel schaffen einen sozialen Zusammenhalt – das gilt nicht nur für uns, sondern auch fürs liebe Vieh. Wenn der Landwirt Ferkel aus verschiedenen Gruppen in einem Stall zusammenführt, gibt's eine Flasche Kräuterlikör ins Futter. Das beendet die Rangkämpfe, und das Borstenvieh verträgt sich für den Rest der Mastperiode. Auch die Feste der menschlichen Kultur werden traditionell mit Alkohol und reichlich Futter begangen, ganz gleich, ob Neujahr in Deutschland, Karneval in Rio oder eine Hochzeit in Tokio. Und dort, wo kein Alkohol getrunken wird, entweder, weil er vom Körper nicht abgebaut werden kann, wie es auf zahlreiche indigene Völker Asiens zutrifft, oder weil man was «Besseres» hat, wie in Afrika oder Lateinamerika, kommen halt härtere Drogen à la Fliegenpilz, Peyotl oder Opium zum Einsatz.

Alkohol wirke «bei geringen Dosen euphorisierend», heißt es in einer Schrift der Deutschen Hauptstelle für Suchtfragen.[15] Das ist zu kurz gegriffen. Zum einen hängt die Wirkung alkoholischer

Getränke stark davon ab, ob man gerade Bier, Wein oder Sake trinkt. Sie alle enthalten neben dem Alkohol Inhaltsstoffe, die seine Wirkung modifizieren. Zum anderen spielt es eine große Rolle, wie man gerade selbst und wie die anderen so drauf sind. Ein Umtrunk vermag daher Euphorie auszulösen, wenn es Erfolge zu begießen gilt. Aber wenn der eigene Verein gerade vernichtend geschlagen wurde, versetzt eine Flasche Bier die niedergeschmetterten Fans nachträglich wohl kaum in Hochstimmung, sondern hilft ihnen allenfalls, den Schuss ins Kontor leichter zu verdauen. Denn in kleinen Mengen wirkt Alkohol nicht nur entspannend, sondern auch angstlösend.

Warum aber bleibt die Bierflasche nicht grundsätzlich im Kühlschrank, wenn man genug hat? Je mehr Alkohol man trinkt, desto unangenehmer werden ja die unmittelbaren Folgen. Ethanol entfaltet in höherer Dosis zentralnervös dämpfende Wirkungen, er narkotisiert also. Das merkt man aber erst so richtig nach einem erklecklichen Quantum. Ein Blick ins Gasthaus zu fortgeschrittener Stunde zeigt dann auch weniger ausgelassene Zecher als erschlaffte Gestalten. Inzwischen haben die narkotischen Wirkungen des Alkohols voll zugeschlagen. Das gilt erst recht für eine Überdosis: Da ist man schlicht besoffen, so jedenfalls lautet der volkstümliche Ausdruck für eine waschechte Vergiftung, und darum ist Trunkenheit zumeist eine höchst unangenehme Erfahrung. Dennoch leeren viele Menschen auch noch das nächste Glas. Sie trinken aber nicht, um die Folgen dieser Besoffenheit «auszukosten», sie trinken *trotz* drohender Katersymptome. Beim Alkoholkonsum geht es also oft um etwas anderes als um den Wunsch nach euphorischer «Trunkenheit» und «Enthemmung». Doch um was? Um diese Frage zu klären, hilft es, ein Extrem des Alkoholkonsums genauer zu betrachten – die Alkoholabhängigkeit.

«Gesichertes Wissen» – blauer Dunst

Die Effekte des Alkohols werden häufig mit der «Nikotinsucht» auf eine Ebene gestellt – und das in gewisser Weise sogar zu Recht. Die Gründe sind jedoch völlig andere, als gemeinhin angenommen. Wir alle wissen: Nikotin macht abhängig. Aber es gibt da ein kleines Problem: Suchtfälle durch das Nikotin selbst, das beispielsweise in Form eines Nikotinpflasters verwendet wird, sind so selten, dass sie als medizinische Kuriosität gelten.[18] Umgekehrt gelingt es mit Nikotinpflastern nur einem Teil der entsagungswilligen Raucher, die Finger vom Glimmstängel zu lassen.[35] Selbst eine intravenöse Injektion von Nikotin hat kaum einen Einfluss auf den Zigarettenkonsum, das ist seit Jahren Lehrbuchwissen.[20] All das relativiert die Bedeutung des Nikotins. Der Grund für die Abhängigkeit vom Tabak muss ein anderer sein.

Beim Alkohol ist die Lage noch weniger überzeugend. Das Alkoholmolekül ist biochemisch etwa so aufregend wie Wasser. Selbstredend kann es nicht an Opiatrezeptoren im menschlichen Gehirn andocken und Entspannung oder gar Euphorie herbeiführen. Die Sucht – die nur in manchen Fällen eintritt und unterschiedlichste Formen annehmen kann – erinnert frappierend an die Abhängigkeit von Kokain und anderen Drogen mit sehr komplexen chemischen Strukturen. Verabreicht man Trinkern oder Rauchern Naloxon, ein Medikament, das die Andockstellen für Opium und verwandte Stoffe im Gehirn blockiert, dann greifen sie deutlich seltener zur Flasche oder zur Fluppe. Die Blockade der Opiatrezeptoren ist ein hieb- und stichfester Beweis für eine Opiatabhängigkeit. Doch woher kommen die Opiate? Wie gelangen sie in den Klaren und wie in den Tabak?

Sowohl die Abhängigkeit von Alkohol als auch von Zigaretten hat – lässt man einmal die psychologischen Theorien beiseite, die allenfalls beunruhigende Schlussfolgerungen über das Gemüt der Suchttherapeuten erlauben – eine gemeinsame Basis: Beide werden durch dieselbe Substanz vermittelt, den Acetaldehyd. Beim Alkohol (Ethanol) ist der Zusammenhang offensichtlich: Sobald er in der Leber abgebaut wird, entsteht daraus Acetaldehyd. Beim Nikotin verzieht sich der blaue Dunst schnell, wenn man weiß, dass Acetaldehyd ein Hauptbestandteil des Tabakrauchs ist. Im Tierversuch bestätigt sich dann auch, dass Nikotin allein keine Sucht verursacht, hingegen die Inhalation von Acetaldehyd – insbesondere in Verbindung mit Nikotin – zur Abhängigkeit führen kann.[7]

Das Acetaldehyd-Prinzip

Nun ist Acetaldehyd keine seltene und geheimnisvolle Substanz, sondern ein ebenso simples Molekül wie Alkohol. Im Unterschied zu diesem ist er aber sehr reaktionsfreudig: Er verbindet sich zwanglos mit biogenen Aminen. Diese biogenen Amine liefert dem Raucher vor allem der Tabakrauch. Beim Trinker entstammen sie dagegen dem eigenen Körper. Ein Beispiel für die Stoffklasse der Amine ist das Serotonin, ein Botenstoff im Gehirn. Folglich entstehen die opiatwirksamen Alkaloide, also die Opiate, erst im Körper des Menschen.[1, 14, 29, 39] Dieser biochemische Zusammenhang ist in seinen Grundzügen seit Jahrzehnten geklärt, auch wenn er von der Therapeutenszene aus Gründen der Selbsterhaltung überwiegend negiert wird.[11, 26]

Der Aldehyd und die Amine reagieren so bereitwillig miteinander, dass es im Labor bei der Analyse ihrer Reaktionsprodukte besonderer Vorkehrungen bedarf, um die spontane Bildung von Alkaloiden im Reagenzglas zu vermeiden.[41] Im Organismus werden diese sowieso schon spontan ablaufenden chemischen Reaktionen noch zusätzlich von Enzymen in der Darmwand und in den Nervenzellen katalysiert.

Bringt man den Acetaldehyd nicht über die Lunge oder den Magen, sondern per Nadel direkt in die Blutbahn, bildet sich im Zentralnervensystem vermehrt das Alkaloid Salsolinol, das wir ja unter anderem schon aus der Banane kennen. Salsolinol ist das Reaktionsprodukt zwischen dem Acetaldehyd und dem biogenen Amin Tyramin.[23] Setzt man dem menschlichen Speichel statt des Tyramins das sehr ähnliche biogene Amin Tryptamin zu, bilden sich ebenfalls schnell Alkaloide. Sie gehören zur Gruppe der β-Carboline[42] und werden auch Harmane genannt (vgl. Kapitel 4). Denn sie wurden das erste Mal aus einem halluzinogenen Jochblattgewächs namens *Peganum harmala*, zu Deutsch Steppenraute, isoliert.[40] Über diesen Umweg bewirkt der Alkohol eine Stimmungsaufhellung. Er macht Laune. Und diese gute Laune ist der Grund, warum Menschen sogar Vergiftungssymptome wie fahrige Bewegungen oder gar Übelkeit in Kauf nehmen, wieso sie überhaupt über den Durst trinken.

Acetaldehyd ist in höherer Dosis toxisch. Er wird nur langsam im Stoffwechsel abgebaut, daher rühren die Vergiftungssymptome. Andererseits bremst er die MAOs, die Monoaminooxidasen. Wir erinnern uns: Diese Enzyme sorgen für den Abbau körpereigener biogener Amine wie Serotonin, also von Reaktionspartnern des Acetaldehyds. Die Folge: Je mehr Acetaldehyd vorhanden ist, desto mehr Amine stehen im Körper zur Opiatbildung zur Verfügung. So weit, so gut. Das Dumme ist nur, dass mit steigender Acetaldehydkonzentration Enzyme lahmgelegt werden, die für die Opiatbildung zuständig sind. Der Acetaldehyd erhöht also nicht nur die Konzentration an biogenen Aminen, er hemmt gleichzeitig auch die Opiatsynthese. Deshalb übertrumpfen bei steigender Alkoholdosis die Vergiftungserscheinungen die entspannende und angstlösende Wirkung.

Würde die Opiatbildung parallel zur Acetaldehydkonzentration steigen, würde die Menschheit statt Alkohol kollektiv gleich Acetaldehyd konsumieren. Entsteht im Körper zu viel Acetaldehyd, dann wird die Opiatbildung verringert, und es kommt zur Vergiftung. Diesen Effekt macht man sich bei der «Therapie» des Alkoholismus mit Antabus® zunutze. Dieses «Medikament» (tatsächlich handelt es sich um ein übles Pflanzenschutzmittel) blockiert in der Leber das Enzym, das den Acetaldehyd in ungiftige Essigsäure umwandelt: die Acetaldehyd-Dehydrogenase (ALDH). Der Acetaldehyd sammelt sich an und führt schneller zu einer Vergiftung, die den Alkoholiker vom weiteren Trinken abhalten soll.[16]

One bourbon, one scotch, one beer

Nun sehen Menschen nicht nur unterschiedlich aus, auch der Stoffwechsel eines jeden hat andere Merkmale und Eigenschaften. Die Enzymausstattung der Leber, des wichtigsten Entgiftungsorgans, ist bei jedem Menschen anders. Zwar haben wir im Prinzip alle die gleichen Enzyme, aber deren Aktivität und Spezifität unterscheidet sich individuell stark. Man spricht dabei von sogenannten Polymorphismen.

Und darum wirkt Alkohol bei jedem Menschen verschieden. Wenn Alkohol eine optimale Wirkung auf das Seelenleben entfalten soll, muss bei jedem Stoffwechseltyp bzw. Polymorphismus die jeweils «richtige» Dosis an Reaktionspartnern vorliegen.[17] Deswegen ist auch die Bekömmlichkeit der diversen Alkoholika bei jedem anders, darum hängt sie auch stark von der Stimmung ab. Denn die «Stimmung» ist ein biochemischer Zustand im Gehirn. Er wird von unterschiedlichen Konzentrationen biogener Amine charakterisiert – egal, ob es sich dabei um Neurotransmitter (Serotonin) oder um Stresshormone (Catecholamine) handelt. Das hat zur Folge, dass sich die Reaktionsprodukte dieser biogenen Amine mit Acetaldehyd ganz erheblich unterscheiden. Aus diesem Grund vertragen viele Menschen, wenn es ihnen schlechtgeht, keinen Alkohol oder werden davon schnell betrunken. Auf Beerdigungen wird eben weit weniger gepichelt als auf Hochzeiten.

Zudem gibt es neben dem Acetaldehyd, den Polymorphismen der Leberenzyme und den biogenen Aminen im Gehirn noch einen weiteren Faktor: Die Polymorphismen werden durch unterschiedliche alkoholische Getränke auch unterschiedlich bedient. Denn im Glas befinden sich nicht nur Alkohol und Wasser, sondern auch allerlei Begleitstoffe, die ihrerseits die Wirkung beeinflussen. So zeigte sich, dass Extrakte aus Whiskey die Stimmung umso deutlicher verbesserten, je länger er gelagert war.[24] Die aufwendig gearbeiteten Holzfässer, in denen Wein und Spirituosen reifen, geben mit den Jahren ebenfalls eine Reihe von Aldehyden in die Alkoholika ab, deren Strukturen allerdings deutlich komplexer sind als die des Acetaldehyds.

Dem Ziel, die Stimmung aufzuhellen, dienen allerlei Zutaten. Zum Beispiel Wacholderbeeren, der Stoff für Gin, Genever und gewisse lokale Spezialitäten. Speziell der Hochgebirgswacholder erzeugt ein «Gefühl geistiger Klarheit, das gelegentlich in Schläfrigkeit, Schlaf oder Depressionen übergeht», wie ein einschlägiges Fachbuch vermerkt. Demnach sind die Zutaten beim Brennen von Spirituosen wichtige Modulatoren der Wirkung.[3] Manchen reichen aber ein paar Beeren in der Brennmaische nicht aus. So werden in Slowenien giftige Feuersalamander *(Salamandra sala-*

mandra) in hochprozentigem Alkohol eingelegt oder mitdestilliert. Der Hauptwirkstoff Salamandrin (ein Steroidalkaloid) wirkt lokalanästhetisch und erhöht den Blutdruck.[3] Derartige Wirkstoffe sind einer der Gründe, warum in so mancher Brennmaische und manch einer Spirituose merkwürdige Zusätze landen.

Dämonen aus der Flasche

Der Acetaldehyd entstammt zahllosen Quellen: Er entsteht nicht nur bei Fermentationen und beim Abbrennen von Tabak, sondern bei jedem offenen Feuer – egal, ob Holz im Kamin knistert, der Gasherd faucht, der Kohleofen heizt, Marihuana geschmaucht wird oder Waldbrände wüten. Die Luft enthält gewöhnlich um die fünf Mikrogramm Acetaldehyd pro Kubikmeter. Er ist daher auf dieser Welt mindestens so verbreitet wie Alkohol. Die chemische Industrie produziert ebenfalls erhebliche Mengen zur Herstellung von Parfüm, Lacken oder Radiergummis. Auch die Lebensmittelindustrie leistet ihren Beitrag: So setzt das Rösten von Kaffee große Mengen Acetaldehyd frei, ein freundlicher Hinweis auf die unvermeidliche Entstehung von β-Carbolinen in der fertigen Bohne.[23]

Die höchsten Acetaldehyd-Gehalte in Lebensmitteln wurden mit mehreren 100 Milligramm pro Liter in Fruchtsäften, Essig und alkoholischen Getränken gemessen (Maximalwert ein Gramm pro Liter). Acetaldehyd ist ein wichtiger Bestandteil der meisten Frucht- bzw. Gemüsearomen und findet sich in Äpfeln, Birnen, Bananen, Trauben, Pfirsichen, Orangen, Broccoli, Zwiebeln, Pilzen, Senf und Pfefferminze.[4, 22] Selbst gekochter Kabeljau, frischer Lachs oder Schweinebraten liefern ein paar Milligramm.[6] Es gibt kaum ein Lebensmittel, bei dem der Stoff unerwünscht wäre.

Er trägt sogar zum frischen und fruchtigen Aroma von Joghurt bei.[30] Den Molkereien genügen offensichtlich die Mengen nicht, die herkömmliche Milchsäurebakterien bilden. Inzwischen wird daran gebastelt, ihre Acetaldehydproduktion zu steigern.[10]

Schnapsideen

Natürlich rief der Acetaldehyd auch die Verbraucherschützer auf den Plan. Eine Chemikalie im Essen mit einem Ypsilon drin – igitt! Die Medien nutzten die günstige Gelegenheit, vor dem riskanten Schadstoff zu warnen: «... an und für sich ist der Konsum alkoholischer Getränke mit gesundheitlichen Risiken verbunden. Umso mehr, als jetzt Experten Krebsauslöser in den Genussmitteln entdeckten. Über 1500 Biere, Weine und Liköre und Spirituosen ... die wenigsten waren frei von dem mutmaßlichen Krebsgift.» Damit war der praktisch allgegenwärtige Acetaldehyd gemeint. «Die höchsten Gehalte hatten ... Sherry oder Portwein.»[27, 28] Vor allem dann, wenn die Winzer noch mit Holzfässern arbeiteten, die im Gegensatz zum luftdichten Stahltank Sauerstoff durchlassen.[19] Gerade bei Sherry gestaltet man die Lagerung ganz bewusst so, dass ein möglichst hoher Gehalt an Acetaldehyd gebildet wird – er ist ein Qualitätsmerkmal.

Egal wie, Hauptsache, die Propaganda kann ihre Botschaft von den «Dämonen in der Flasche» verbreiten. «Der direkte Kontakt mit dem Getränk kann Krebs auslösen», raunten die Spezialisten. Dummerweise leiden Sherrytrinker nur höchst selten unter «Mundkrebs», obgleich dieser Südwein vor Acetaldehyd nur so strotzt. In Ermangelung harter Daten suchten die Sherrygegner in französischen Flaschen: «Wo sehr viel Calvados getrunken wird ... ist tatsächlich die Mundkrebsrate höher als in anderen

Regionen.» Da haben die verzweifelten Verbraucherschützer wohl zu tief ins Aperitifglas geschaut, sonst hätten sie bemerkt, dass bei der Untersuchung von handelsüblichem Calvados kaum Acetaldehyd gefunden wurde.[25]

Schwamm drüber, weitere Warnrufe hallten durch die Republik: Man habe das Krebsgift sogar als Aromastoff zugelassen. Unverantwortlich! Die Bürger sind von Lebensmittelpanschern, Schnapsdestillen und Aromastoffkombinaten nur so umzingelt. Wann erreicht uns eigentlich die Warnung, Speiseröhrenkrebs werde durch Fruchtsäfte oder Vinaigrette ausgelöst? Diese Behauptung wäre zwar genauso falsch, würde aber aufgrund des hohen Acetaldehyd-Gehalts dieser Flüssigkeiten wenigstens zu den vorhandenen Daten passen. Welcher Verbraucherexperte weiß schon, dass Acetaldehyd wahrscheinlich vor Herz-Kreislauf-Erkrankungen schützt? Er bremst zumindest bei Diabetes nachhaltig die Bildung von Hb-AGE.[2]

Logisch, dass nun Acetaldehyd-Grenzwerte für alkoholische Getränke hermüssen – auch wenn angesichts der Tatsache, dass Alkohol im Körper quantitativ in Acetaldehyd umgewandelt wird, sein Gehalt in Schnaps & Co. belanglos ist. Liebe Kollegen in den Wissenschafts- und Medizinredaktionen, wie wäre es mit folgender Meldung: «Blutdruckgift in Meerwasser entdeckt: Experten warnen vor Herztod durch Natriumchlorid. Verbraucherschützer fordern strenge Grenzwerte für Salz in der Nordsee.»

Quellen der Sucht

Was bedeuten die Polymorphismen und Reaktionsmechanismen nun für die Entstehung von Alkoholismus? Zunächst verursachen sie eine große Variabilität der vom Körper gebildeten

Alkaloide. Menschen, bei denen die Opiatbildung in besonderem Maße begünstigt ist, werden daher schneller als andere süchtig. Andere können ein Leben lang erhebliche Mengen an Alkoholika konsumieren, ohne je davon abhängig zu werden. Die Alkoholexposition spielt trotzdem eine wichtige Rolle: Es hängt auch vom «Training» der Enzyme durch regelmäßiges Trinken ab, wie jemand auf Alkohol reagiert. Je nach vorhandenem Rezeptortyp und der Art der gebildeten Alkaloide muss es auch ganz unterschiedliche Formen von Alkoholismus geben – mit fließenden Übergängen.

Neben der enzymatischen Bildung opiatwirksamer Stoffe ist gleichermaßen auch an simple chemische Reaktionen zu denken. Vor allem, wenn die MAOs (s.o.) durch den Acetaldehyd stummgeschaltet wurden und dadurch die Menge der biogenen Amine im Körper ansteigt. Der sehr reaktive Acetaldehyd geht bereitwillig mit kleinen wie mit großen Molekülen Reaktionen jeglicher Art ein. Aber auch das ist nur ein Teil der chemischen Realität. Denn neben dem Acetaldehyd spielen natürlich auch andere Aldehyde, die als Abbauprodukte von Fuselalkoholen gebildet werden, eine bisher ungeklärte Rolle. Von besonderem Interesse ist hier der Formaldehyd, der aus dem berüchtigten, hochgiftigen Methanol entsteht.

Methanol wird gelegentlich als das stärkere suchterzeugende Mittel angesehen.[37, 39] Der Alkoholismus gewinnt in Zeiten der Prohibition an Bedeutung – also immer dann, wenn Brände mit einem hohen Anteil an Fuselalkoholen wie Methanol aus illegaler Erzeugung die Versorgung des Schwarzmarkts sicherstellen. Drogenfachleute wissen dies natürlich. Darum können sie, ohne um ihren Arbeitsplatz bangen zu müssen, ein Alkoholverbot fordern.

Quellen der Heilung

Bei der Behandlung von Suchtpatienten gibt es eine unausgesprochene Regel: Man kann eine Sucht nicht heilen, man kann sie nur durch eine andere ersetzen. Schon Sigmund Freud versuchte, einen morphinabhängigen Freund mit Kokain zu heilen, allerdings letztlich ohne Erfolg. Der Alkoholismus wurde jahrelang mit Kokain bekämpft. Vor der Prohibition galten alkoholfreie Kokaingetränke – wie Coca-Cola – darum als «gesund».[31] Als dann auch noch das Kokain geächtet wurde, ersetzte man es kurzerhand durch – Coffein, natürlich unter der Schutzbehauptung, dass Coke sowieso niemals Kokain enthalten hatte.[31] Was also machen «trockene» Alkoholiker? Angesichts der zentralen Bedeutung der Aldehyde beim Alkoholismus liegt es nahe, auch hier nach Aldehydquellen zu suchen. Ex-Alkoholiker konsumieren gewöhnlich enorme Mengen an Colagetränken, Orangensäften und Orangenlimos.

Die Wirkstoffe von Colagetränken, die in höherer Dosis durchaus einen Colarausch erzeugen können, sind primär Amphetamine. In Fruchtsäften finden sich manchmal Alkoholgehalte, die, um es in der Sprache der Lebensmittelchemiker zu sagen, an «Schokoladenerzeugnisse mit Alkohol» heranreichen.[45] Wie war das noch mit der Schnapspraline, die einen Alkoholiker rückfällig macht? Dazu kommt noch ihr Gehalt an Methanol, das bei der Totalverflüssigung des Obstes aus dem Pektin freigesetzt wird.[46]

Daneben mangelt es nicht an Acetaldehyd, der als Aromastoff allen möglichen Lebensmitteln zugesetzt wird. Orangensaftaromen werden üblicherweise mit Alkohol extrahiert – darüber wurden bis vor einigen Jahren erhebliche Mengen in Fruchtjoghurts eingebracht. Das Unternehmen Coca-Cola hat sich die Umwandlung von Alkohol in Acetaldehyd in derartigen

Aromaextrakten patentieren lassen. Vermutlich, um von vornherein verbraucherschützerische Kritik am Alkoholzusatz zu Erfrischungsgetränken zu vermeiden – ohne die Kundentreue zu beeinträchtigen.[13] Dank Amphetaminen, Acetaldehyd und Methanol sind alle zufrieden: Der Abhängige bekommt seine Ersatzdroge und der Suchtexperte sein Erfolgserlebnis.

Erst mal entspannen ...

Wir haben es schon immer geahnt: Wer geistig fit oder gar genial ist, hat einen Hang zum Alkohol. Da Beethoven, Luther und Caravaggio tot sind, überprüften David Batty und Kollegen aus Schottland diese These an fast 4000 Briten des Jahrgangs 1970. Als Zehnjährige absolvierten sie einen Intelligenztest, 20 Jahre später wurden sie zu ihrem Alkoholkonsum befragt. Klügere Kinder griffen später tatsächlich häufiger zur Flasche, tranken mehr und zeigten vermehrt Anzeichen einer Abhängigkeit. Der Zusammenhang war bei den Frauen ausgeprägter als bei den Männern.[5] Sogar Tierversuche bestätigen diesen Zusammenhang: Ratten, die schneller durch einen Irrgarten fanden, oder solche, die neuen Herausforderungen gegenüber aufgeschlossener waren, sprachen geistigen Getränken deutlich mehr zu.[33]

Seltsamerweise hatten die Forscher erwartet, dass der Alkohol in der Unterschicht populärer ist als bei gesundheitsbewussten Akademikern. Wussten sie etwa nicht, dass Alkohol neben Zigaretten und härterem Stoff in Ärztekreisen traditionell eine erhebliche Rolle spielt? Immerhin wurde das Betäubungsmittelgesetz weniger zum Schutz der Patienten erlassen. Vielmehr sollte es unauffällig die Zahl der morphinsüchtigen Ärzte (und Apotheker) verringern, die sich ihren stressigen Alltag versüßten. Auch bei

Führungskräften knallen öfter die Korken, und zwar nicht wegen der erfolgreichen Geschäftsabschlüsse. Vor allem sensible, verantwortungsbewusste Menschen halten dem immensen Druck auf Dauer oft nur mit einem Quantum Alkohol stand.

Denn Alkohol hebt nicht nur die Stimmung, er ist die wirksamste Substanz, mit der man Stresshormone herunterregulieren kann, namentlich das Cortisol. Cortisol befähigt uns, Schicksalsschläge, Angst und Verzweiflung über längere Zeiträume zu ertragen. Dauert dieser Disstress längere Zeit an, geht das nicht spurlos an uns vorüber: Cortisol sorgt für einen vermehrten Fettansatz am Bauch und begünstigt Diabetes und Herzinfarkt (Metabolisches Syndrom). Die alkoholbedingte Cortisolsenkung ist vermutlich ein wichtiger Grund dafür, wieso Menschen, die täglich ein Gläschen trinken, gesünder sind als Abstinenzler. Sie leiden seltener unter den Folgen des Metabolischen Syndroms. «Zu den Vorteilen von regelmäßigem leichtem bis mittlerem Alkoholkonsum für die öffentliche Gesundheit zählen eine verringerte Rate an Myokardinfarkt und Herzversagen, ein verringertes Risiko für einen ischämischen Schlaganfall und Demenz sowie ein verringertes Risiko für Diabetes und Osteoporose», fasste unlängst eine Übersichtsarbeit die Befunde der letzten 20 Jahre zusammen.[38]

Deshalb trinken die Menschen ihr Glas Bier oder Wein am Abend, wenn sie von der Arbeit nach Hause kommen. Oder vor dem Schlafengehen. Sie entspannen sich und kommen innerlich zur Ruhe. Davon profitieren aber nicht nur gestresste Bankdirektoren, sondern auch die Underdogs. Ganz unten in der Gesellschaft dominieren Geldnöte, Arbeitslosigkeit, Aussichtslosigkeit den Alltag. Während der Alkohol in den oberen Etagen hinter verschlossenen Türen konsumiert wird, müssen die Habenichtse nichts verschleiern. Sie trinken vor aller Augen.

Licht am Ende des Tunnels

Auch wenn Alkohol überwiegend zu freudigen Anlässen getrunken wird, so ist er in schwierigen Zeiten ebenso gefragt. Ganz gleich, aus welchem Anlass – Alkoholkonsum kann manche Menschen in die Abhängigkeit treiben. Die Schlussfolgerung ist für calvinistische Geister klar: Es ist unsere Pflicht zu verhindern, dass jemand abhängig wird. Ohne Alkohol gäb's auch keine Alkoholabhängigkeit.

Nun ist es eine Binsenweisheit, dass Gebrauch und Missbrauch stets eng beieinanderliegen, das liegt in der Natur des Menschen. Wer das nicht wahrhaben will, dem ist verborgen geblieben, dass das Gehirn mit chemischen Botenstoffen arbeitet. Ihm sind Schwarz-Weiß-Reaktionen fremd. Es arbeitet nicht mit mechanischen Schaltern, die auf An oder Aus stehen, ohne jegliche Möglichkeit, Zwischenzustände einzunehmen. Verbietet man Alkohol, Drogen oder Kartenspiele, ersetzt es der findige Geist flugs durch etwas, das möglichst ebenso viel oder sogar noch mehr Laune macht. Unter Hindus ist der Alkoholgenuss verpönt, also greifen die Inder zum Haschpfeifchen. Und zu Zeiten der Prohibition begnügte sich das amerikanische Volk sogar mit methanolverseuchtem Fusel aus dunklen Quellen. Wie gesagt: Ein Auge riskiert man.

Dabei ist Alkohol das verträglichste und billigste Psychopharmakon des Alltags. Hierzulande ersetzen die Menschen ihn aufgrund öffentlicher Gesundheitskampagnen immer öfter durch Psychopharmaka aus der Apotheke und von dubiosen Internetanbietern. Denn Pillen sind unauffälliger als eine Schnapsfahne. Vor diesem Hintergrund ist auch die wachsende Zahl von Kokain-, Amphetamin- und anderen Abhängigen zu sehen. Diese Drogen sind wesentlich riskanter als gegorene Getränke, ohne dass sie an ihre positiven Effekte heranreichen. Wer sich dem «Kampf gegen den Teufel Alkohol» verschrieben hat, belebt das Geschäft der Pharmaindustrie, der afghanischen Taliban und des Medellínkartells.

Hätte man den Alkoholkonsum verboten, um potenzielle Alkoholiker vor sich selbst zu schützen, müssten wir heute auf Beethovens Neunte, Dostojewskis *Brüder Karamasow*, Goethes *Faust*, auf Edisons Glühlampe, auf Herztransplantationen und die Relativitätstheorie verzichten. Von den Stones, den Beatles und Salvador Dalí ganz zu schweigen. Auch Oma hätte Opas Tod ohne ihr tägliches Gläschen hochprozentigen Melissengeist niemals verwunden. Wer an (endogenen) Depressionen leidet, und das sind fast die Hälfte aller Alkoholiker, und lieber zur Weinflasche statt zur Pistole greift, hat wohl die bessere Wahl getroffen, zumal die meisten Alkoholiker sozial unauffällig sind. Man erkennt sie am ehesten daran, dass sie sich strenger als die Polizisten im Streifenwagen an die Verkehrsregeln halten. Viele Alkoholiker wurden von furchtbaren Schicksalsschlägen heimgesucht. Trotzdem haben sie nicht aufgegeben, sondern versuchen, so unauffällig wie möglich weiterzuleben. Das verdient Achtung, und darum sollten wir Alkoholikern mit mehr Respekt begegnen!

Viele Menschen schätzen Bier, Wein oder Cocktails als Zeichen hoher Lebensqualität und purer Lebensfreude. Wer Alkohol nichts abgewinnen kann, lässt eben die Finger davon und delektiert sich an einem köstlichen Dessert, einem kostbaren Darjeeling, oder er reist nach Bangkok, wo für jeden Geschmack das Passende angeboten wird, ob für Tisch oder Bett. Den anderen hilft Alkohol dabei, auch in schwierigen Zeiten den Alltag am Laufen zu halten, arbeitsfähig zu sein und ihre Familie zu versorgen. Auch wenn der eine oder andere zum Alkoholiker wurde, die meisten Bürger kommen mit ihrem täglichen Quantum gut zurecht und betrinken sich selten. Wer aber aus Selbstgefälligkeit und Ignoranz in Genussmitteln nichts als potenzielle Suchtmittel sieht, die zu meiden sind, zerreißt ein Sicherheitsnetz, das schon so manchen Menschen vor dem endgültigen (seelischen) Absturz bewahrt hat.

12

Wenn die Rauschgoldengel kiffen

Frohes Fest!

Der Mittel- und Nordeuropäer hat es, rein geographisch betrachtet, nicht leicht. Der Lichtmangel und das kühle Klima sorgen dafür, dass er diese unwirtlichen Landstriche nur mit genetischen Defekten erfolgreich besiedeln konnte. Das eine ist seine helle Haut, die es ihm erlaubt, zumindest mit seinen roten, gutdurchbluteten Bäckchen auch noch im Winter ein wenig Sonne einzufangen, um ein wenig von einem Hormon zu bilden, das irrtümlicherweise als «Vitamin», genauer gesagt als Vitamin D, firmiert. Der zweite Defekt ist mit dem ersten unmittelbar verbunden: In unseren Breiten vertragen die meisten Menschen bis ins hohe Alter frische Milch. Die Fähigkeit, Milchzucker zu verdauen, begünstigt die Aufnahme von Calcium und vermag so ebenfalls, den Lichtmangel ein wenig auszugleichen.[25]

Damit ist zwar der Körper versorgt, aber der Geist leidet immer noch Mangel – den Mangel an Licht. Das Licht hebt die Stimmung: Scheint die Sonne, fühlen wir uns viel besser als an einem trüben Novembertag. Der Mechanismus ist psychopharmakologisch entschlüsselt: Das Tageslicht unterdrückt den Abbau des Botenstoffes Serotonin – dadurch bleibt die Laune erhalten, wenn es am Morgen oder vormittags gelang, das Serotonin ein wenig zu puschen, beispielsweise mit Zucker oder Coffein, dem typischen Frühstück.[26] Für die Blockade des Serotoninabbaus ist allerdings eine Lichtmenge erforderlich, wie sie nur das Tageslicht bietet. Innerhalb von Wohnungen und Büros reicht es tagsüber meist auch dann nicht, wenn sie relativ hell erleuchtet sind.[25] Deshalb ist der Konsum von Süßem, egal, ob Gebäck oder Pausenriegel und Kaffee, in Büros deutlich höher als bei einer Arbeit im Freien.

Nicht umsonst ist Weihnachten seit jeher – also auch schon vor der Umdeutung der Wintersonnenwende in ein christliches Fest – ein Fest des Lichtes. Wesentlich für die Wirkung auf die Stimmung des Menschen ist, dass nach Einsetzen der Dämmerung weitaus geringere Lichtmengen für eine Euphorie reichen als während des Tages. Das ist der Grund, warum sich das Weihnachtsgefühl nicht so recht einstellen will, wenn man am zweiten Weihnachtsfeiertag die Rollläden herunterlässt und die Christbaumbeleuchtung einschaltet.

Die Euphorie ist ganz klar an die Nacht in der dunklen Jahreszeit gebunden. Wer an Weihnachten Urlaub in Australien macht, wo dann Hochsommer herrscht, bei dem werden auch die schönste Erinnerung und die besten Plätzchen keine Wirkung zeigen. Die Lichtmenge ist dafür zu groß. Angesichts dieser Zusammenhänge bietet die lichtarme Jahreszeit, insbesondere die Vorweihnachtszeit, ein ideales Studienfeld auf der Suche nach Stimmungsaufhellern. Denn hier scheinen Kaffee und Kuchen nicht mehr zu reichen.

Auf dem Weihnachtsmarkt

Was wäre die Adventszeit ohne Glühwein, der erst die Hände wärmt und dann von innen Körper und Geist? Auffällig ist, dass es niemanden stört, wenn man dafür einen eher minderwertigen Wein verwendet. Ein guter Wein sei zu schade, sprich, er würde nichts bringen. Im Gegenteil: Was im Verdacht steht, Kopfschmerz zu fördern, also reichlich mit biogenen Aminen gesegnet ist, landet schnell zusammen mit den üblichen exotischen Gewürzen wie Zimt, Nelken und Sternanis im Topf. Zimt und Nelken liefern Allylbenzole, Sternanis Propenylbenzole, namentlich das Anethol, den meisten bekannt als typischer Aromastoff von Ouzo und Pernod. Diese reagieren in der Wärme mit den Aminen zu Amphetaminen.[13]

Und es gibt noch eine Auffälligkeit: Viele Menschen glauben, der erhitzte Alkohol sorge bei nasskaltem Wetter für die nötige Wärme und gute Laune. Doch beim Zubereiten eines Glühweins achtet niemand darauf, dass der Alkohol auch im Topf bleibt. Er verdampft ungeniert bei offenem Kessel an den Ständen am Weihnachtsmarkt. Der Grund: Alkohol dient im Glühwein primär als Lösungsmittel. Er sorgt dafür, dass die Aromastoffe wie Anethol aus den Gewürzen herausgelöst werden, was die Reaktion mit den biogenen Aminen aus dem (schlechten) Wein beschleunigt. Damit steht der Bildung einer breiten Palette von Halluzinogenen nichts mehr im Wege. Deshalb macht Glühwein Laune. Oder auch Kopfweh, je nachdem, welche Amine der Wein enthielt ...

Die beinahe gleichen Gewürze, die zur Bereitung eines Glühweins dienen, sind auch beim Lebkuchen unverzichtbar. Doch sie enthalten weder Alkohol als Lösungsmittel noch nennenswerte Mengen an biogenen Aminen. Und vor allem: Können die Aromen von Anis, Muskat oder Nelken in Lebkuchen oder Glühwein überhaupt noch physiologisch wirksam sein? Schließlich führt die Erhitzung, der Backprozess zu unvermeidlichen Verlusten – was schon am intensiven Duft erkennbar ist.

Doch die fraglichen Allylbenzole und Propenylbenzole aus Lebkuchengewürzen wie Anis, Nelken, Zimt, Muskat und Kardamom verdampfen meistenteils erst bei Temperaturen von weit über 200 Grad Celsius. Insofern bleiben sie bis ins fertige Gebäck erhalten und stehen zumindest für chemische Reaktionen zur Verfügung – sofern sich eine Aminogruppe als Reaktionspartner findet. Die wird in diesem Falle extra dem Teig zugesetzt. Es ist das klassische Treibmittel für Lebkuchen: Ammoniumcarbonat, auch Hirschhornsalz genannt. Die ätherischen Öle reagieren beim Backen – *in furno* – mit dem Ammonium des Hirschhornsalzes zu Amphetaminen.[13] Da von mehreren konkurrierenden Reaktionswegen auszugehen ist, sind neben den Amphetaminen auch Ephedrin-Derivate zu erwarten.[28, 29]

Mandelstollen und Vanillekipferl

Auch Mandeln haben zur Weihnachtszeit Hochkonjunktur, also nehmen wir mal ihre Pharmakologie in Augenschein – insbesondere die der bitteren Mandeln. Obzwar als ziemlich giftig bekannt – fünf bittere Mandeln können ein Kind töten –, dürfen sie trotzdem zur Weihnachtsbäckerei sowie zur Herstellung von Marzipan oder Mandellikör verwendet werden.[30] Bittere Mandeln enthalten Amygdalin, das bei der Zerkleinerung in seine Komponenten gespalten wird: Dabei tritt Blausäure aus, gleichzeitig wird Benzaldehyd freigesetzt, jener Aromastoff, der Mandellikören wie Amaretto seinen typischen Geruch verleiht. Die Attraktivität der Mandelprodukte scheint einer chemischen Reaktion geschuldet zu sein: Der Benzaldehyd reagiert bereitwillig – auch ohne Wärmezufuhr – mit Tryptophan zu einem β-Carbolin-Alkaloid. Deshalb lässt sich Marzipan auch «kalt» durch simples Verreiben herstellen und hat somit als Genussmittel eine ganz andere Attraktivität, als gezuckerte Mandeln es hätten. Gewürze sind überflüssig.

Ähnliches wie für Benzaldehyd gilt für den Hauptaromastoff der Vanilleschote, das Vanillin, sowie den nahe verwandten, ebenfalls stark duftenden Anisaldehyd. Beide reagieren ebenfalls zu β-Carbolinen, allerdings erst beim Backen oder Kochen. Die Reaktionsprodukte sind bisher nicht untersucht, eine halluzinogene Wirkung ist aber wahrscheinlich.[10] Anisaldehyd ist Bestandteil vieler Gewürze wie Anis, Fenchel oder Vanille, aber auch beliebter Speisepilze wie des Austernseitlings und des Anischampignons.[24] Diese und ähnliche Aldehyde sind in zahllosen ätherischen Ölen zu finden, so der Zimtaldehyd im Zimt oder die Citronellale und Citrale in Zitrusfrüchten, insbesondere in der zum Backen beliebten Schale. Warum sonst würden wir aufwendig Zitronat und Orangeat herstellen? Niemand kommt auf die Idee, die angeblich so gesunden Apfelschalen, die beim Backen eines Apfelstrudels anfallen, mitzuverwenden oder gar zu kandieren.

High vom Honig

Honig, das Symbol einer naturgemäßen Bäckerei, vermag das gute Gefühl, etwas Natürliches zu speisen, noch zu steigern. Seine Zusammensetzung hängt davon ab, was die Bienen in der freien Natur so alles finden. Dazu gehören nicht nur gelegentlich giftiger

> Nektar vom Rhododendron, sondern gleichermaßen auch Nektar von drogenliefernden Pflanzen. Psychoaktiver Honig stammt von Eisenhut *(Aconitum)*, Tollkirsche *(Atropa)*, Wolfsmilch *(Euphorbia)*, Prunkwinden *(Ipomoea)*, Sumfporst *(Ledum)*, Greiskraut *(Senecio)*, Eibe *(Taxus baccata)*, Winde *(Turbina corymbosa)* oder *Paspalum*-Gräsern (die manchmal ergotaminhaltigen Honigtau liefern).[1] Schließlich sind auch Bienen gern gut gelaunt: Sie bevorzugen Tracht, die high macht.[2] Wer in Sachen «Sucht» auf der sicheren Seite sein will, dem sei zu hochreinem Haushaltszucker geraten.

Neben Mandeln, Anis und Vanille zählen auch Rosinen zum Festtagsprogramm. Detailliertere Studien ergaben, dass es im Weihnachtsgebäck nur so wimmelt von derartigen Substanzen, etwa Harman und Norharman. Auch ihre Vorstufen wurden in Mengen bis zu 50 Milligramm pro Kilo Rosinen gefunden. Dabei erwiesen sich die dunkleren Sorten als «gehaltvoller».[10] Da die meisten Stollenteige leicht sauer sind, herrschen ideale Reaktionsbedingungen für die Bildung von β-Carbolinen. Die wässrigen Extrakte der Rosinen haben sich zudem als wirkungsvolle MAO-Hemmer erwiesen. Sie verlangsamen den Abbau von Botenstoffen wie Serotonin und verlängern die Wirkung der psychotropen Stoffe im Essen, was die Weihnachtseuphorie weiter unterstützt.

Es hat dennoch seinen Grund, warum die Rosinen nicht mit Zimt bestreut und so aus Schälchen gelöffelt werden, sondern als klassische Backzutat gelten: Sie liefern etwas Traubenzucker, der nun mit Tryptophan ebenfalls im Rahmen der Bräunungsreaktion beim Backen zur Bildung von β-Carbolinen beiträgt.[27] Erst dann schmecken die Plätzchen wirklich lecker. Aber auch dies will gelernt sein – und selbst die Weihnachsbäckerei fußt bis heute auf der Erfahrung zahlloser Hausfrauengenerationen und nicht auf wissenschaftlicher Einsicht.

Das braune Gold

Schokolade ist das ultimative Genussmittel, das an Weihnachten hochdosiert dem Verzehr anheimfällt, egal ob Nikoläuse, Schokolebkuchen oder Weinbrandpralinen. Zu Ostern ist der große Run schon vorbei. Der Umsatz mit Schokohasen fällt jedes Jahr deutlich geringer aus als der Nikolausabsatz. Die Tage sind dann bereits deutlich länger.

Schokolade bietet als Antidepressivum von allem etwas, wobei Rezeptur und Verfahrenstechnik unterschiedliche chemische «Schwerpunkte» setzen. Zunächst einmal enthält der Kakao *(Theobroma cacao)* von Natur aus diverse Stoffe, die für einen gewissen Kick sorgen. Da sind in erster Linie die sogenannten Pseudo-Alkaloide wie Theobromin und das jedem geläufige Coffein zu nennen. Im Kakao dominiert das Theobromin.[17] Die Fermentation der Kakaobohnen, die noch in den Erzeugerländern erfolgt, sorgt dann für reichlich biogene Amine sowie reaktionsfreudige Aldehyde. Die hohen Temperaturen beim anschließenden Rösten der Bohnen generieren reichlich Maillard-Produkte. Beim nachfolgenden Konchieren wird die inzwischen gezuckerte Schokoladenmasse intensiv in milder Wärme verrieben, was ebenfalls optimale Bedingungen für die Bildung stimmungsbeeinflussender Stoffe schafft.

Die biogenen Amine Serotonin und Tryptamin können in das Amphetamin DMT und das Amin Bufotenin umgewandelt werden.[11] Bufotenin ist das Gift der Kröte und gilt als äußerst wirksames Halluzinogen.[20] Auch wenn in Schokolade – oder

Ketchup – vermutlich allenfalls Spuren enthalten sind, bedeutet das nur, dass davon niemand high wird, aber nicht, dass es nicht zum guten Geschmack und zur Lebensfreude beiträgt. Der bekannteste Vertreter dieser Indolamin-Halluzinogene ist das Psilocybin des Mexikanischen Zauberpilzes. Dazu kommt in der Schokolade als mengenmäßig dominierendes Amin das Phenylethylamin.[4] Dieses ist der Ausgangsstoff zur Bildung der Phenylethylamin-Halluzinogene.[18] Hier ist der bekannteste Vertreter das Meskalin. Doch bisher wurden keine entsprechenden Analysen publiziert. Verständlich, denn wer will schon leichtfertig Schokoriegel für jeden Suchtfuzzi leicht erkennbar in die Drogenecke stellen?

Zudem findet sich in der Schokolade das schon aus der Banane bekannte Isochinolin-Alkaloid Salsolinol, und zwar in ansehnlichen Konzentrationen von bis zu 25 Milligramm pro Kilo.[21] Ähnlich hohe Gehalte erreichen auch weitere neuroaktive Alkaloide. Doch in der Schokolade dominieren andere Carboline als jene, die in Ketchup, Würstchen oder Sojasoße vorkommen. Sie erinnern vielmehr an die Begleitstoffe, die in alkoholischen Getränken gefunden wurden.[11] Damit nicht genug. Vor wenigen Jahren wurden in Schokolade auch Anandamide entdeckt.[5] Anandamid ist ein körpereigener Botenstoff, der in größeren Konzentrationen vor allem im Zentralnervensystem vorkommt. Im Gehirn docken die Schoko-Anandamide an Rezeptoren an, die sonst von körpereigenen Botenstoffen, den Cannabinoiden bedient werden. Insofern besteht hier eine kleine, aber feine Verbindung zu Cannabis. Die Stoffe sind zwar nicht identisch, wirken aber vergleichbar. Was dem einen sein Glas Bier, ist der anderen ihre Pralinenschachtel.

Hundeleben

Theobrominhaltige Kakaoabfälle rufen bei Verfütterung an Geflügel, Schweinen und Kälbern Übererregbarkeit und Krämpfe hervor und führen in höherer Dosis zu schweren Vergiftungen. 5 bis 15 Prozent im Futter haben in der Regel Tod durch Herzversagen zur Folge.[4] Denn Theobromin kann von manchen Tieren nicht ausreichend entgiftet werden. Auch zartschmelzendes Naschwerk, das unsere lieben Kleinen in oft erstaunlichen Quantitäten unbeschadet verdauen können, bereitet unseren vierbeinigen Freunden schon in geringen Mengen heftigste Bauchschmerzen. Die Empfindlichkeit scheint zwar von Hunderasse zu Hunderasse verschieden zu sein, aber man sollte es sich besser verkneifen, Bello mit Schokolade zu beglücken.

Nun kommt es noch darauf an, auf welchen «Stoff» der Schoko-Fan abfährt. In der Bitterschokolade überwiegt die Wirkung der Pseudo-Alkaloide (Methylxanthine) des Kakaos, namentlich des Theobromins. Sie entspannen und fördern die Durchblutung. In der Vollmilchvariante regt der Zucker die Serotoninbildung im Gehirn an, was sich positiv auf die Stimmung auswirkt. Die fettreiche Kakaomasse unterstützt den Serotonineffekt noch.[31] Außerdem stecken in der Milchschokolade die natürlichen Exorphine des Milchpulvers (siehe Kapitel 2).

Aber der Genuss lässt sich noch weiter steigern: Beim stundenlangen Konchieren der Schokomasse, das ja dem innigen Vermengen von chemischen Ausgangsprodukten in einer Reibschale gleicht, mit der dann die Reaktion in Gang gesetzt wird, werden die Milcheiweiße in Bruchstücke aufgespalten und oxidiert. Dadurch entwickelt sich nicht nur das Aroma, eine weitere Folge «könnte die Bildung eines ziemlich wirksamen Exorphins sein», wie einmal ein altgedienter Pharmakologe in der Fachpresse durchblicken ließ.[12]

Weihrauch

Der passende Duft darf an Weihnachten nicht fehlen. Egal, ob in der Kirche oder im Räuchermännchen aus dem Erzgebirge, der Weihrauch hat in der dunkelsten Zeit des Jahres Hochkonjunktur. Auch wenn man ihn heute nicht mehr dem Wein zusetzt, gehört er wie die Düfte der Weihnachtsbäckerei zum Ambiente des uralten Festes. Nicht zuletzt wurden auch viele Gewürze wie die Muskatnuss als Räucherwerk verwendet, weil sich ihre Wirkstoffe auch über die Nase applizieren lassen. Der Weihrauch hingegen wurde fast immer nur erhitzt oder verbrannt. Doch warum?

Das aromatische Harz liefern die Weihrauchbäume (verschiedene *Boswellia*-Arten), die auf der Arabischen Halbinsel bis nach Äthiopien wachsen. Der Bedarf an Weihrauch war schon zu klassischen Zeiten enorm. Herodot (484–425 v. u. Z.) berichtet von riesigen Rauchopfern in den Tempeln Babylons, bei denen bis zu 80 Kilo Weihrauch verbrannt wurden.[19] Die Griechen waren nicht weniger daran interessiert. So meinen einige Historiker, dass der Reichtum an Weihrauch- und Myrrhebäumen für Alexander von Makedonien der Anlass war, Pläne für die Eroberung ganz Arabiens auszuarbeiten. Plinius berichtet, dass Alexander in seiner Jugend von seinem Erzieher Leonidas scharf getadelt wurde, als er verschwenderisch mit Weihrauch umging. Dies dürfe er erst dann, wenn er die Völker unterworfen habe, die den Stoff liefern. Plutarch ergänzt, dass Alexander nach Einnahme von Gaza 500 Talente Weihrauch und 1000 Talente Myrrhe an Leonidas sandte, damit dieser den Göttern gegenüber nicht mehr knausern müsse.[19, 23]

Die Römer hielten es nicht anders. Bereits im 1. Jahrhundert v. u. Z. importierte Rom bis zu 3000 Tonnen Weihrauch und 600 Tonnen Myrrhe.[23] In unsicheren Zeiten übernahmen Flottenexpeditionen den günstigeren Direkteinkauf beim Erzeuger.[8] Nach Aussage von Gaius Plinius Secundus ließ Kaiser Nero (37–68 u. Z.) zum Begräbnis seiner Gattin Poppaea Sabina die gesamte arabische Weihrauchernte eines Jahres in Rauch aufgehen.[19] Später mauserte sich die katholische Kirche zum Hauptabnehmer, sie benötigte für ihre kultischen Handlungen reichlich Weihrauch und Myrrhe – die sie nach dem Zusammenbruch des Römischen Reiches allerdings nicht mehr aus eigener Macht gewinnen konnte. Sie musste ihren Weihrauch stets von den Glaubenskonkurrenten im arabischen Raum beziehen. Offenbar gab es in Europa keinerlei gleichwertige Ware, obwohl es nie an aromatischen und zugleich deutlich billigeren Räucherstoffen mangelte.

An der psychotropen Wirksamkeit des Weihrauchs besteht heute kein Zweifel mehr. Eine Destillation bei hohen Temperaturen – so, wie sie beim Erhitzen zur Freisetzung des aromatischen Duftes praktiziert wird – ergibt ein Produkt, das schmerzstillend und sedierend wirkt.[14] Ursache ist zum einen das Incensolacetat, das antidepressiv wirkt,[22] zum anderen eine Boswellinsäure, die die Wirkung verschiedener Schmerzmittel verstärkt.[3] Weihrauch ist ein klassisches Psychopharmakon.

Aufmerksam geworden auch durch immer wieder beobachtete Suchtfälle, entdeckte man noch ein kleines Geheimnis. Beim Verbrennen des Harzes entsteht Tetrahydrocannabinol (THC). Und das ist der Hauptwirkstoff von Haschisch.[19] Die Analyse, die massenspektrometrisch abgesichert wurde, erbrachte bis zu 17 Prozent THC im Rauch.[16]

Wer die Wirkung des Weihrauchs begreifen will, braucht dafür kein Labor und auch kein Chemieverständnis: Der Hanauer

Staatsanwalt und Drogenspezialist Thomas Geschwinde erklärt das gemeinsame Merkmal von Haschisch und Marihuana: «In beiden Fällen ist der Geruch weihrauchartig».[7] Und beides geht beim Konsum in Rauch auf. Natürlich ist es hilfreich, die kirchliche Räuchermischung mit anderen Komponenten chemisch aufzuwerten. Da wäre zunächst die Myrrhe zu erwähnen, deren Sesquiterpene an die Opiatrezeptoren im ZNS binden und deren Wirkung mit Naloxon aufgehoben werden kann.[6]

An hohen Feiertagen darf ein Zusatz namens Styrax nicht fehlen, also phenolische Verbindungen, ideale Reaktionspartner zur Erzeugung von THC. Und damit es besser dröhnt, gibt's dazu auch noch allerlei Öle aus Gewürznelke, Zimt oder Bergamotte. Da kann es schon hin und wieder vorkommen, dass ein Kind beim Gottesdienst «wegtritt». Und weil die Mixtur nach einer gewissen Gewöhnung einen wohlriechenden Duft verströmt, wollte auch die Kirche nicht auf dieses uralte schamanistische Ritual verzichten, schafft der Rauch doch die Verbindung zum Göttlichen und verspricht das THC und seine Verwandtschaft den Gläubigen jene mystische Verzückung, die sie zu allen Zeiten gesucht haben.

Als diese Erkenntnis in die Öffentlichkeit durchsickerte, war schnelles Reagieren erforderlich. Prompt legalisierte die (damals konservative) deutsche Regierung den Besitz kleiner Mengen THC-haltiger Drogen. Sonst hätte man jeden Priester, der seine Ministranten mit Weihrauchkesseln durch die Gemeinde scheucht, wegen des Verdachts auf illegalen Drogenkonsum überprüfen müssen. Kaum war diese Klippe umschifft, musste das Kirchenschiff abermals seinen Kurs ändern: Damals waren Mädchen noch vom Dienst am Weihrauchkessel und damit von frühen Drogenkontakten ausgeschlossen. Diese himmelschreiende Benachteiligung wurde 1994 ganz im Sinne der Gleichberechtigung aufgehoben.

Nur für Gourmets

Gartenfrisches Grünzeug

Wenn eine Küche besonders schmackhaft ist, dann sind psychotrope Wirkstoffe nicht fern. Man denke nur an den Hype mit der Mittelmeerkost und ihren frischen Kräutern. Was bei uns die Petersilie, ist dort das Basilikum. In Form von Pesto handelt es sich fast um ein Grundnahrungsmittel italienischer Bambini, vergleichbar dem Ketchup unserer Kinder. Basilikum enthält vor allem Eugenol und Methyleugenol. Beides sind waschechte Betäubungsmittel, Eugenol dient beispielsweise zum Betäuben von Fischen[18], Methyleugenol zur Betäubung von Nagetieren, die Nebenwirkungen sind geringer als bei Pentobarbital.[3] Wegen ihrer schmerzstillenden Wirkungen werden beide Substanzen auch medizinisch genutzt.

Zu allem Überfluss nimmt die Wirksamkeit bei wiederholter Anwendung zu. Das ist ein typisches Anzeichen für eine Enzyminduktion: Je häufiger der Organismus mit Eugenol in Kontakt kommt, je öfter Sie Ihren Salat mit Basilikum würzen, desto mehr Enzyme bildet er, die dieses Eugenol dann in «Stoff», genauer gesagt in ein Amphetamin umwandeln, bevor es ausgeschieden wird.[25] Auch die Blätter des immergrünen Lorbeerbaums verdanken ihre kulinarischen Qualitäten ihrem ätherischen Öl, das unter anderem Eugenol und Methyleugenol enthält. Im Tierversuch bestätigte sich dessen sedierende und analgetische Wirkung: «Der schmerzlindernde ... Effekt des ätherischen Öls war vergleichbar mit Referenzanalgetika» – in diesem Falle Morphium.[21]

Das Kraut der Bordelle: Petersilie

«Zuweilen brauchet die Familie / als Suppenkraut die Petersilie» reimte einst Wilhelm Busch. Egal, ob als Kräutersträußchen («Bouquet garni») für Schmorgerichte oder der in der Frankfurter Gegend so beliebten «Grünen Soße», die schon dem Freiherrn von Goethe vorzüglich gemundet haben soll, die Petersilie ist traditioneller Bestandteil unserer Küche. Heute gibt es Petersilie *(Petroselinum crispum)* bei uns in drei chemischen Varianten, die jedoch nichts damit zu tun haben, ob das Kraut glatt oder kraus ist. «Mooskrause» Petersiliensorten wurden nur gezüchtet, um eine Verwechslung mit der ähnlich aussehenden, aber giftigen Hundspetersilie *(Aethusa cynapicum)* zu verhindern. Nach dem jeweiligen Hauptaromastoff unterscheidet man zwischen dem Myristicin-, dem Apiol- und dem Allyltetramethoxybenzol-Typ.[33] Der Hauptinhaltsstoff macht jeweils etwa zwei Drittel des ätherischen Öls aus![2] Ihnen verdankt das Kraut seine Bedeutung in unserer Küche.

Während das Myristicin (von dem Petersilie allerdings weniger enthält als die Muskatnuss) bekanntermaßen entspannend und halluzinogen ist, wirkt das Apiol stark uteruserregend und zudem krampflösend – Grund genug, Petersilie in hohen Dosen zum Austreiben der Leibesfrucht zu verwenden.[6] Dem Volksglauben nach soll Apiol beim Manne jedoch aphrodisierend wirken, was zumindest bei Meerschweinchen zutrifft. In vielen mittelalterlichen Städten hießen die Gassen, in denen sich die Bordelle befanden, denn auch «Petersiliengassen» oder «Peterles Gässchen», weil dort nach allgemeiner Ansicht Petersilie besonders vonnöten war – ganz gleich, ob sie nun mehr den Herren oder den Damen zu Diensten war. Die Petersilie wäre damit der Gegenspieler des wilden Verwandten unseres Kopfsalats, des Lattichs. Dieser hieß aufgrund seiner etwas andersartigen hormonellen Nebenwirkungen bei den Hellenen schlicht «Eunuchenkraut».[15]

Petersiliensamen waren beliebte Abtreibungsmittel, wobei nicht selten auch die Mutter ihr Leben ließ. Daher die Volksweisheit «Petersilie hilft dem Mann aufs Pferd, der Frau aber unter die Erd'». Als Doldenblütler enthält Petersilie neben Myristicin und Apiol auch noch giftige, bitter schmeckende Polyacetylene (vor allem in der Wurzel), die Fadenwürmer (Nematoden) und Schadpilze abwehren sollen.[5] Eine weitere unerquickliche Stoffgruppe in der Petersilie sind die Furocumarine. Feldarbeiter auf Petersilienplantagen haben manchmal unter schweren Verbrennungen zu leiden, da Furocumarine auf der Haut die Empfindlichkeit für UV-Strahlen drastisch erhöhen.[4, 14] Zudem gilt Petersilie als leber- und nierenschädigend.[1] Kein Wunder, dass die Petersilie nie dieselben Preise erreichte wie die Muskatnuss.

Andererseits konnten all die Nebenwirkungen den kulinarischen Siegeszug der Petersilie auch nicht aufhalten. Spätestens ab dem 17. Jahrhundert war die Petersilie als Würzkraut aus der feineren Küche nicht mehr wegzudenken. Zeitweise wurde getrocknete Petersilie mit Haschisch geraucht, in der Hoffnung, eine apiolarme und myristicinreiche Varietät erwischt zu haben.[12] Und es finden sich immer noch neue legale und illegale Verwendungsmöglichkeiten für das ehrwürdige Kraut: Während

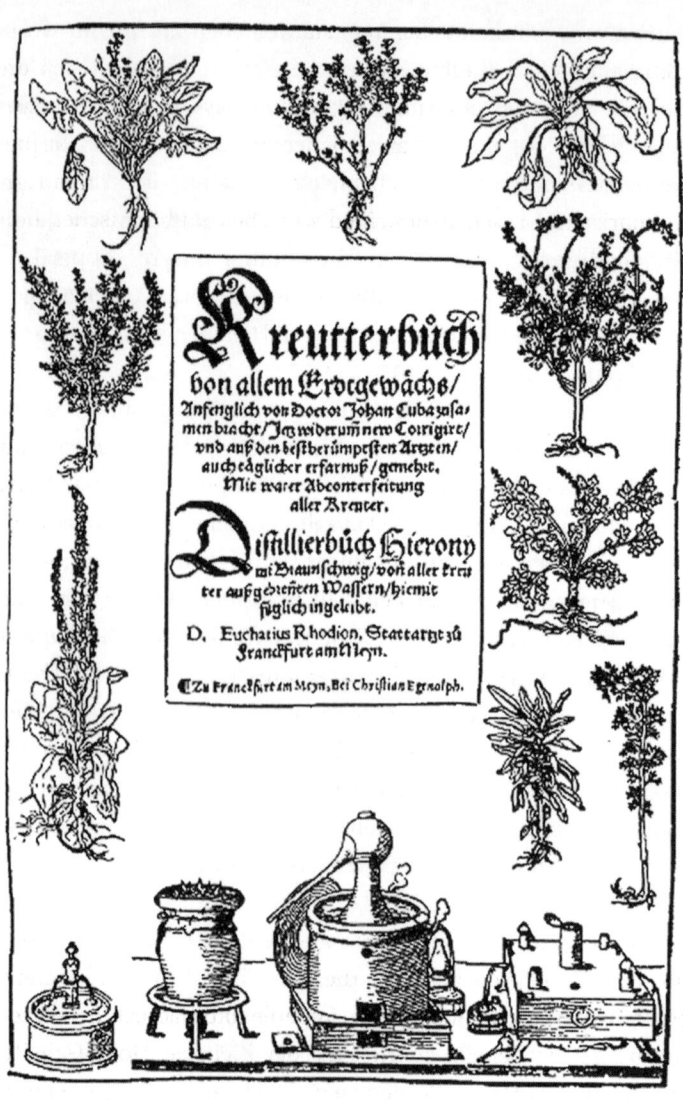

Abb. 11: Eines der berühmten «Kreutterbücher», hier zusammengestellt 1533 von dem Arzt Eucharius Rhodion.

Petersilienöl schon seit längerem zur Produktion von Speisewürzen verwendet wird, dient es seit neuerem auch zur illegalen Herstellung von Phenylethylaminen, die ähnlich wie Ecstasy und andere Designerdrogen wirken[12] – Petersilie ist ein Paradebeispiel dafür, wie eng bei unseren scheinbar vertrauten Küchenkräutern Kulinarisches, Psychogenes, Medizinisches und Toxisches beieinanderliegen.

Koma von der Oma: Chicorée & Muckefuck

Wie fließend die Übergänge zwischen Gewürz, Rohkost und Droge sind, zeigt der Bericht einer venezolanischen Uniklinik: Dort wurden von 1997 bis 2005 insgesamt zwölf Kinder mit dem Verdacht auf Opiatvergiftung eingeliefert. Die Drogen stammten nicht etwa aus den Giftküchen des Medellínkartells, sondern aus einem völlig unverdächtigen Produkt: der Zichorie *(Cichorium intybus)*.[20] Ihr Saft dient in Lateinamerika als «natürliches» Schlafmittel für Kinder. Die genannte Patientenzahl ist sicher nur die Spitze eines Eisbergs, denn in diesen Ländern landet nicht jedes verschlafene Kind gleich in der Notaufnahme. Die Zichorienvergiftung ähnelt stark einer Überdosis Morphium – und sie wird erfolgreich mit Naloxon behandelt, halt so wie eine Morphiumvergiftung auch.

Die Zichorie, auch Wegwarte genannt, liefert bei uns gleich drei «gesunde» Lebensmittel, die natürlich vor allem Kindern empfohlen werden: Muckefuck, Chicorée und Radicchio. Letztere sind gärtnerische Sonderformen der Zichorie. Hohe Gehalte an verwandten Drogen finden sich zu allem Überfluss in einem ähnlichen Erzeugnis, nämlich dem wilden Verwandten des Kopfsalats *(Lactuca sativa)*: dem Giftlattich *(Lactuca virosa)*. Nach den Worten der Benediktineräbtissin und Mystikerin Hildegard von Bingen (geb. 1098) macht er «wahnsinnig»;[30] folgerichtig war er in der Renaissance Bestandteil von Hexensalben. Doch dann ging die Kenntnis der Droge offenbar verloren. Erst um 1780 wurde das Kraut von dem Wiener Arzt H. J. Collin erneut als Opiumersatz popularisiert.[7]

Alsbald wurde der Milchsaft des Giftlattichs in großem Stil gewonnen.[8, 28] Dazu wurden die Stiele angeschnitten, der Saft aufgefangen, auf einer Holzunterlage getrocknet und zu Klümpchen von etwa 30 Gramm Gewicht geformt. Sie verströmten einen «stark narkotischen, an Opium erinnernden Geruch», wie 1855 Ernst Freiherr von Bibra vermerkt.[29] Der Giftlattich wurde vorwiegend rund um Wien und im Rheinland angebaut und sein Milchsaft unter der Bezeichnung «Lactucarium germanicum» bzw. «Deutsches Opium» gehandelt.

Als Narkosemittel bei Operationen spielte Lactucarium germanicum bis zur Entdeckung des Chloroforms eine wichtige Rolle.[16] Noch bis in die Mitte des letzten Jahrhunderts wurde es «als Sedativum, Narkotikum, Hypnotikum und Analgetikum» verordnet.[10] Bei Asthma, Unruhe und Appetitlosigkeit galt es als Mittel der Wahl. Und wer gesund war, der rauchte es einfach in der Pfeife. Das sorgte für eine gewisse Euphorie und weitete die Pupillen. Bei Überdosierungen litten die Patienten auch schon mal unter Schweißausbrüchen, Sehstörungen, Kopfschmerz, Schläfrigkeit oder Albträumen.[24, 28, 32] Tödliche Vergiftungen sind aber nicht bekannt.

Glücksfall für Schnecken: Kopfsalat

Auch Kopfsalat enthält etwas «Salat-Opium», erkennbar an der leicht bitteren Note – so wie auch bei Radicchio und Endivie. Schon der griechische Arzt Dioskurides, der berühmteste Pharmakologe der Antike, beschreibt im 1. Jahrhundert den gewöhnlichen grünen Salat als schlaffördernd und vermeldet, dass die Ärzte seiner Zeit gewöhnlich den Milchsaft von Lactuca mit dem Saft des Schlafmohns mischten. Das Präparat, das später in der Neuzeit aus dem Kopfsalat gewonnen wurde, hieß Thridax oder Thridiacum, benannt nach Thridace, einem Synonym für *Lactuca sativa*. Gewonnen wurde es aus dem eingedampften Presssaft ganzer, bereits blühender Salatköpfe.[2, 29] Seine Wirkung galt im Vergleich zum wilden Lattich als milder. Aufgrund der Instabilität der Wirkstoffe gerieten beide Präparate jedoch in Verruf und kamen so aus der Mode.[8]

Verantwortlich für die therapeutischen Effekte sind vermutlich bittere Sesquiterpene wie Lactucin und Lactupikrin. Sie sind doppelt so wirksam wie das Schmerzmittel Ibuprofen.[31] Dazu kommt eine Vielzahl verwandter Verbindungen, die – soweit geprüft – im Tierversuch gleichsinnig wirken.[13, 19, 27]

Es ist bisher – trotz erheblicher Bemühungen, die noch vor 1850 begonnen haben – nicht gelungen, die Wirkprinzipien von Chicorée, Lattich und Salat zweifelsfrei zu identifizieren.[17] Wie es der Zufall will, lassen sich im Kopfsalat so ziemlich die gleichen Sesquiterpene nachweisen wie in Lattich oder Chicorée.[2, 26] Zudem fand man im Lactucarium Substanzen, die die Enkephalinase blockieren, also ein Enzym, das körpereigene Opiate, die Enkephaline, abbaut.[11] Daneben gibt es allerlei Tierversuche, die eine entspannende Wirkung auf die Muskulatur zeigen, deren klinische Relevanz aber nicht klar ist.[2] Klar ist hingegen, dass Salat und Chicorée weniger Nebenwirkungen haben als Morphium, weil sie die Darmperistaltik nicht verzögern.[15]

Das bedeutet allerdings nicht, dass das Grünzeug frei von unerwünschten Effekten ist. So lässt sich der Literatur entnehmen, dass selbst Gartensalat *(Lactuca sativa)* gelegentlich Schläfrigkeit auslöst.[9] Manche Menschen reagieren sogar mit Kopfschmerzen auf den Verzehr des Schneckenfutters. Aus unerfindlichen Gründen gibt es hierzu keinerlei neuere Untersuchungen – sieht man mal von einem Selbstversuch von Junkies ab, die sich Lattichsuppe intravenös verabfolgten und prompt über Kopfweh jammerten.[16] Das bringt uns zu der naheliegenden Frage, ob die Salatfütterung von Weinbergschnecken in den einschlägigen Mastbetrieben den Genusswert der Schlachtkörper erhöht. Hier fehlen leider Untersuchungen, doch die Mäster können sich nicht über mangelhaften Appetit ihrer Gourmetschleimer beklagen.

Blatt für Blatt erhellt sich so manch ein schwerverständlicher Umstand: Bis dato war nicht nachvollziehbar, wie sich ein obskures Produkt wie Muckefuck bis zum heutigen Tage als Kindergetränk halten konnte. Zugleich erklärt es, warum ernährungsphysiologische Nullnummern wie Kopfsalat, Endivie oder Chicorée ihre treuen Abnehmer finden. Übrigens zersetzt sich das Salat-Opium während der Lagerung bzw. durch Tageslicht[22], weshalb das Laubwerk vorzugsweise «frisch» konsumiert wird – während man andere Salate wie Gurken- oder Krautsalat lieber ziehen lässt.

Schlusswort

Unsere Reise quer durch die Zeit, die Kontinente und die Pharmakologie unserer Nahrung ist beendet. Und überall sind wir auf Drogen gestoßen. Bei uns in Deutschland hat der Begriff freilich einen üblen Beigeschmack; Drogen müssen bekämpft werden. Da kommt der englische Begriff «drugs» der Ambivalenz stimmungsaufhellender Stoffe schon näher – «drugs» meint nicht nur Rauschgift/Droge, sondern je nach Zusammenhang auch Heilmittel/Medikament. Und in unseren Vorgärten und Gewürzregalen wimmelt es von psychoaktiven Substanzen; Kulinarisches, Psychogenes, Medizinisches und Toxisches liegen bei Muskatnuss & Co. eng beieinander. Suchterregend sind diese Drogen nicht, aber abhängig sind wir in gewisser Weise schon von ihnen.

Essen ist schließlich Genuss, Lebensfreude und Kultur – nicht zuletzt wegen der vielen die Stimmung hebenden Substanzen, mit denen ein geschickter Koch, eine ambitionierte Köchin ihre Mahlzeiten abrundet. Wer nach einem guten Menü beschwingt vom Tisch aufsteht, wird Bedauern für all jene empfinden, die sich diese Freude im Namen der Gesundheit versagen und anderen zu vermiesen suchen. «Genussdrogen» sind nicht nur Teil unseres geselligen Zusammenlebens – es wären ohne sie auch Literatur, Musik und bildende Kunst um vieles ärmer. Kaum ein Künstler war abstinent, kaum einer hat (freiwillig) gehungert. Wie schon Voltaire meinte: «Ich habe gefunden, dass Menschen mit Geist und Witz auch immer eine feine Zunge besitzen; jene aber mit stumpfem Gaumen beides entbehren.»

Psychotrope Stoffe in Lebensmitteln

	Psychotroper Stoff bzw. Präkursor/Vorläufer im Rohstoff	Wirkstoff entsteht bei Herstellung/ Zubereitung	Psychotrope Substanz entsteht im Körper
Banane	**Acetaldehyd** **Salsolinol** (Alkaloid) **Dopamin, Serotonin, Tyramin** (biogene Amine)		**β-Carboline** (wirken als MAO-Hemmer) **Serotonin**
Bier	**Hopein** (Opiat, im Hopfen) **Lupulon** (Bitterstoff im Hopfen) **Ethanol, Methanol** (via Hefe) **Hordenin** (im Gerstenmalz)		**Methylbutanol** (wirkt beruhigend, entsteht aus Lupulon) **Salsolinol**, **β-Carboline** (via Acetaldehyd, Formaldehyd)
Champignons	**Hydrazine**		wirken als **MAO-Hemmer**
Cola	**Myristicin, Elemicin** (Allyl- und Propenylbenzole in natürlichen Aromen) **Coffein**		**Amphetamine: MMDA, TMA** (entstehen aus Myristicin, Elemicin)
Fruchtsäfte	**Ethanol, Methanol** **Acetaldehyd** **β-Carboline**		**Acetaldehyd** (entsteht aus Ethanol) **β-Carboline** (entstehen aus Acetaldehyd und biogenen Aminen)
Käse	**DMT, Bufotenin** (aus biogenen Aminen entstanden) **β-Casomorphin** (Exorphin aus Milcheiweiß freigesetzt)		

Ketchup	**Serotonin, Tryptamin** (in Tomaten) **Acetaldehyd** (im Essig)	**Dimethyltryptamin, Bufotenin β-Carboline**	**halluzinogene Amine** (entstehen aus Serotonin, Tryptamin)
Kopfsalat	**Lactucin** und weitere Sesquiterpene (Bitterstoffe)		
Lebkuchen	**Benzaldehyd** (in Mandeln) **Allyl- und Propenylbenzole** (in Gewürzen) **Exorphin**haltige Proteine (im Weizen)	**Tetrahydro-β-Carboline Amphetamine** (aus Allyl- und Propenylbenzolen)	
Pommes frites	**Alkaloide**	**β-Carboline**	
Schokolade	**Aldehyde Salsolinol Theobromin** (im Kakao) **Anandamide** (Cannabinoide)	**Bufotenin, DMT**	**Exorphine** werden beim Verdauen aus Milchpulver freigesetzt
Sojasoße	**β-Carboline, Salsolinol biogene Amine** Dihydrobenzothiazine		
Wurstwaren	**Haemorphine** (in Fleisch und Blut) **Myristicin, Elemicin** (in Muskat)	**β-Carboline** (entstehen beim Erhitzen von Fleisch) **Biogene Amine** (bei der Fleischreifung entstanden)	**Exorphine** (werden im Verdauungstrakt aus den Proteinen freigesetzt) **Amphetamine** (entstehen aus Myristicin und Elemicin)

Literatur

Scharf auf Gewürze
Die Macht von Muskatnuss, Pfefferkorn und Chilischote

1 Akhondzadeh S et al: Comparison of Crocus sativus L. and imipramine in the treatment of mild to moderate depression: A pilot double-blind randomized trial. BMC Complementary and Alternative Medicine 2004, 4: e12

2 André J: L'alimentation et la cuisine à Rome. Klincksieck, Paris 1981

3 Bhutani MK et al: Anti-depressant like effects of curcumin and its combination with piperine in unpredictable chronic stress-induced behavioral, biochemical and neurochemical changes. Pharmacology, Biochemistry and Behavior 2009; 92: 39–43

4 Blaschek W et al: Hagers Enzyklopädie der Arzneistoffe und Drogen. WVG, Stuttgart 2007

5 Braun U, Kalbhen DA: Nachweis der Bildung psychotroper Amphetamin-Derivate aus Inhaltsstoffen der Muskatnuß. Deutsche Medizinische Wochenschrift 1972; 97: 1614–1615

6 Caterina MJ et al: The capsaicin receptor: a heat-activated ion channel. Nature 1997; 389: 816–824

7 Céline V et al: Medicinal plants from Yaneshu (Peru): Evaluation of the leishmanicidal and antimalarial activity of selected extracts. Journal of Ethnopharmacology 2009; 123: 413–422

8 Chonpathompikunlert P et al: Piperine, the main alkaloid of Thai black pepper, protects against neurodegeneration and cognitive impairment in animal model of cognitive deficit like condition of Alzheimer's disease. Food and Chemical Toxicology 2010; 48: 798–802

9 Cichewicz RH et al: The antimicrobial properties of chile peppers (Capsieum species) and their uses in Mayan medicine. Journal of Ethnopharmacology 1996; 52: 61–70

10 Clapham DE: Some like it hot: spicing up ion channels. Nature 1997; 389: 783–784

11 Conley J: Nutmeg: only a spice? In: Whitelaw WA: History of Medicine Days. University of Calgary 2002; 11: 21–25

12 Da Silva Ferreira W et al: Novel 1,3,4-thiadiazolium-2-phenylamine chlorides derived from natural piperine as trypanocidal agents: chemical and biological studies. Bioorganic & Medicinal Chemistry 2008; 16: 2984–2991

13 Dalby A: Siren Feasts. A History of Food and Gastronomy in Greece. Routledge, London 1996

14 De Lucca AJ et al: CAY-I, a fungicidal saponin from Capsicum sp. fruit. Medical Mycology 2002; 40: 131–137

15 Dib B: Dissociation between peripheral and central heat loss mechanisms induced by neonatal capsaicin. Behavioral Neuroscience 1983; 97: 822–825

16 Diem S et al: Degradation of tetrahydro-β-carbolines in the presence of nitrite: HPLC-MS analysis of the reaction products. Journal of Agricultural and Food Chemistry 2001; 49: 5993–5998

17 Elford BC et al: Parasite regulated membrane transport processes and metabolic control in malaria-infected erythrocytes. Biochemical Journal 1995; 308: 361–374

18 Fang J et al: Isolation and characterization of complex I, rotenone-sensitive NADH: ubiquinone oxidoreductase, from the procyclic forms of Trypanosoma brucei. European Journal of Biochemistry 2001; 268: 3075–3082

19 Fansa J (Hrsg.): Chili, Teufelsdreck und Safran: Zur Kulturgeschichte der Gewürze. Schriftenreihe des Landesmuseums für Natur und Mensch, Oldenburg 2009

20 Finley MI: The Ancient Economy. Hogarth Press, London 1973

21 Gal I: Capsicidin, eine neue Verbindung mit antibiotischer Wirk-

samkeit. Zeitschrift für Lebensmittel-Untersuchung und -Forschung 1964; 124: 333–336
22 Gildemeister E, Hoffmann F: Die ätherischen Öle. Schimmel & Co., Leipzig 1910
23 Heimberg U: Gewürze, Weihrauch, Seide – Welthandel in der Antike. Kleine Schriften zur Kenntnis der römischen Besetzungsgeschichte Südwestdeutschlands, Waiblingen 1981, Nr 27
24 Hobhouse H: Seeds of Change. Five plants that transformed mankind. Sidgwick & Jackson, London 1985
25 Holmes B: Just add chillies. New Scientist 7. 3. 1998: 26
26 Hosseinzadeh H, Talebzadeh F: Anticonvulsant evaluation of safranal and crocin from Crocus sativus in mice. Fitoterapia 2005; 76: 722–724
27 Hristov R, Genovés S: Mesoamerican evidence of pre-columbian transoceanic contacts. Ancient Mesoamerica 1999, 10: 207–213
28 Jordt SE et al: Lessons from peppers and peppermint: the molecular logic of thermosensation. Current Opinion in Neurobiology 2003; 13: 487–492
29 Jordt SE et al: Mustard oils and cannabinoids excite sensory nerve fibres through the TRP channel ANKTM1. Nature 2004; 427: 260–265
30 Kerb R et al: Pharmacogenetics of antimalarial drugs: effects on metabolism and transport. Lancet Infectious Diseases 2009; 9: 760–774
31 Kirk K et al: Enhanced choline and Rb^+ transport in human erythrocytes infected with the malaria parasite Plasmodium falciparum. Biochemical Journal 1991; 278: 521–525
32 Knabe W: Auf den Spuren der ersten deutschen Kaufleute in Indien. Forschungsexpedition mit der Mercator entlang der Westküste und zu den Aminen. Verlag Moderne Medien, Anhausen 1993
33 Kobayashi A et al: Capsaicin activates heat loss and heat production simultaneously and independently in rats. American Journal of Physiology – Regulatory, Integrative and Comparative Physiology 1998; 275: R92–R98

34 Konetzke R: Überseeische Entdeckungen und Eroberungen. In: Mann G, Heuß A, Nitschke A: Propyläen Weltgeschichte. Ullstein, Frankfurt/Main 1964; 6: 535–634

35 Küster H: Wo der Pfeffer wächst. Ein Lexikon zur Kulturgeschichte der Gewürze. Beck, München 1987

36 Lewin L: Die Gifte in der Weltgeschichte. Toxikologische allgemeinverständliche Untersuchungen der historischen Quellen. Springer, Berlin 1920

37 Lewin L: Gifte und Vergiftungen. Georg Stilke, Berlin 1929

38 Madaus G: Lehrbuch der biologischen Heilmittel. Thieme, Leipzig 1938

39 Mann J: Murder, Magic and Medicine. Oxford University Press 1992

40 Maya JD et al: Mode of action of natural and synthetic drugs against Trypanosoma cruzi and their interaction with the mammalian host. Comparative Biochemistry and Physiology 2007; 146A: 601–620

41 McKemy DD: How cold is it? TRPM8 and TRPA1 in the molecular logic of cold sensation. Molecular Pain 2005; 1: e16

42 Miller JI: The Spice Trade of the Roman Empire. Clarendon, Oxford 1969

43 Miller MS et al: Interaction of capsaicinoids with drug-metabolizing systems. Biochemical Pharmacology 1983; 32: 547–551

44 Mishra S et al: Synthesis and exploration of novel curcumin analogues as antimalarial agents. Bioorganic & Medical Chemistry 2008; 16: 2894–2902

45 Nair MG, Burke BA: Antimicrobial piper metabolite and related compounds. Journal of Agricultural and Food Chemistry 1990; 38: 1093–1096

46 Nandakumar DN et al: Curcumin-artemisin in combination therapy for malaria. Antimicrobial Agents and Chemotherapy 2006; 50: 1859–1860

47 Nelson AG et al: The effect of capsaicin on the thermal and metabolic responses of men exposed to 38 °C for 120 minutes. Wilderness & Environmental Medicine 2000; 11: 152–156

48 Nemati H et al: Stimulatory effect of Crocus sativus (saffron) on b2-adrenoceptors of guineapig tracheal chains. Phytomedicine 2008; 15: 1038–1045

49 Ohloff G: Irdische Düfte, himmlische Lust. Eine Kulturgeschichte der Duftstoffe. Birkhäuser, Basel 1992

50 Osman N: Kleines Lexikon deutscher Wörter arabischer Herkunft. Beck, München 1982

51 Pollmer U: The spice trade and its importance for European expansion. Migration & Diffusion 2000; 1: 58–70

52 Prescott J: The hot topic in food flavours. Food Australia 1994; 46: 74–77

53 Reddy RC et al: Curcumin for malaria therapy. Biochemical and Biophysical Research Communications 2005; 326: 472–474

54 Runciman S: A History of the Crusades. Cambridge University Press, 1954

55 Sawangjaroen N et al: Effects of piper longum fruit, Piper sarmentosum root and Quercus infectoria nut gall on caecal amoebiasis in mice. Journal of Ethnopharmacology 2004; 91: 357–360

56 Valmont de Bomare J-C: Dictionaire raisonné, universel d'histoire. Bruyset, Lyon 1800

57 Shulgin A, Shulgin A: Pihkal – a chemical love story. Transform Press, Berkeley 1991

58 Shulgin A, Shulgin A: Tihkal – the continuation. Transform Press, Berkeley 1997

59 Siddiqui BS et al: A new natural product and insecticidal amides from seeds of Piper nigrum Linn. Natural Product Research 2008; 22: 1107–1111

60 Simas NK et al: Potential use of Piper nigrum ethanol extract against pyrethroid-resistant Aedes aegypti larvae. Revista de Sociedade Brasileira de Medicina Tropical 2007; 40: 405–407

61 Singh S: From exotic spice to modern drug? Cell 2007; 130: 765–766

62 Steinegger E, Hänsel R: Lehrbuch der Pharmakognosie und Phytopharmazie. Springer, Berlin 1988

63 Stoessl A et al: Postinfectional inhibitors from plants. Phytopathologische Zeitschrift 1972; 74: 141–152

64 Suresh D et al: Binding of bioactive phytochemical piperine with human serum albumin: a spectrometric study. Biopylomers 1997; 86: 265–275

65 Suresh D, Srinivasan K: Influence of curcumin, capsaicin, and piperine on the rat liver drug-metabolizing enzyme system in vivo and in vitro. Canadian Journal of Physiology and Pharmacology 2006; 84: 1259–1265

66 Szelenyi Z et al: Daily body temperature rhythm and heat tolerance in TRPV1 knockout and capsaicin pretreated mice. European Journal of Neuroscience 2004; 19: 1421–1424

67 Szolcsányi J: Forty years in capsaicin research for sensory pharmacology and physiology. Neuropeptides 2004; 38: 377–384

68 Teuscher E: Gewürzdrogen. WVG, Stuttgart 2003

69 Thubron C: Die Seefahrer des Altertums. Bechtermünz, Eltville 1992

70 Toussaint-Samat M: History of Food. Blackwell, Oxford 1992

71 Truitt EB et al: Evidence of monoamine oxidase inhibition by myristicin and nutmeg. Proceedings of the Society for Experimental Biology and Medicine 1963; 112: 647–650

72 Vijayan KK, Thampuran RVA: Pharmacology, toxicology and clinical applications of black pepper. In: Ravindran PN (ed): Black Pepper – Piper nigrum. Harwood, Amsterdam 2000: 455–466

73 von Bingen H: Heilmittel, Buch 1: Von den Pflanzen. Baseler Hildegard-Gesellschaft, Basel 1982

74 von Paczensky G, Dünnebier A: Leere Töpfe, volle Töpfe. Die Kulturgeschichte des Essens und Trinkens. Albrecht Knaus, München 1994

75 Warburg O: Die Muskatnuss, ihre Geschichte, Botanik, Kultur, Handel und Verwertung sowie ihre Verfälschungen und Surrogate. Wilhelm Engelmann, Leipzig 1897

76 Wattanathom J et al: Piperine, the potential functional food for

mood and cognitive disorders. Food and Chemical Toxicology 2008; 46: 3106–3110
77 Wiswe H: Kulturgeschichte der Kochkunst. Moos, München 1970
78 Woods AJ et al: Thermoregulatory effects of resinferatoxin in the rat. European Journal of Pharmacology 1994; 264: 125–133
79 Zöllner W: Die Geschichte der Kreuzzüge. Panorama, Wiesbaden 1989
80 Zweig S: Magellan, der Mann und seine Tat. Herbert Reichner, Wien 1938

Von Quarkjunkies und Krümelmonstern
Exorphine

1 Bainbridge DA: The rise of agriculture: a new perspective. Ambio 1985; 14: 148–151
2 Brantl et al: Novel opoid peptides derived from hemoglobin: hemorphins. European Journal of Pharmacology 1986; 125: 309–310
3 Carbajal R et al: Analgesic effect of breast feeding in term neonates: randomised controlled trial. British Medical Journal 2003; 326: 13–17
4 Christiane F: Wir Kinder vom Bahnhof Zoo. Stern, Hamburg 1993
5 Daher S et al: Cow's milk protein intolerance and chronic constipation in children. Pediatric Allergy and Immunology 2001; 12: 339–342
6 Daniel H et al: Effect of casein and β-casomorphins on gastrointestinal motility in rats. Journal of Nutrition 1990; 120: 252–257
7 Fichna J et al: The endomorphin system and its evolving neurophysiological role. Pharmacological Review 2007; 59: 88–123
8 Froetschel MA: Bioactive peptides in digesta that regulate gastrointestinal function and intake. Journal of Animal Science 1996; 74: 2500–2508

9. Fukudome S et al: Gluten exorphins A, B and C: opioid peptides derived from wheat gluten. In: Suzuki A: Peptide Chemistry 1991. Protein Research Foundation, Osaka 1992: 345–350
10. Fukudome S, Yoshikawa M: Opioid peptides derived from wheat gluten: their isolation and characterization. FEBS 1992; 296: 107–111
11. Klinke R, Silbernagl S: Lehrbuch der Physiologie. Thieme, Stuttgart 2001
12. Lappé FM et al: Food First: Beyond the Myth of Scarcity. Houghton Mifflin, Boston 1977
13. Marks F: Molekulare Biologie der Hormone. Fischer Stuttgart 1979
14. Meisel H, FitzGerald RJ: Opioid peptides encrypted in intact milk protein sequences. British Journal of Nutrition 2000; 84 (Suppl. 1): 527–531
15. Ohinata K et al: Soymorphins, novel μ opioid peptides derived from soy β-conglycinin β-subunit, have anxiolytic activities. Bioscience, Biotechnology, Biochemistry 2007; 71: 2618–2621
16. Paoli E: Opioid peptides from food (the exorphins). World Review of Nutrition and Dietetics 1988; 55: 58–97
17. Ruckebusch Y, Soldani G: Opioid effects on gastrointestinal motor and secretory functions. In: Van Miert ASJ et al: Comparative Veterinary Pharmacology, Toxicology and Therapy. Kluwer, Dordrecht 1986: 455–466
18. Teschemacher H, Koch G: Opioids in the milk. Endocrine Regulations 1991; 25: 147–150
19. Teschemacher H: Opioid receptor ligands derived from food proteins. Current Pharmaceutical Design 2003; 9: 1331–1344
20. Wadley G: The origins of agriculture? A biological perspective and new hypothesis. Australian Biologist 1993; 6: 96–105

Die Droge im Brot
Das Mysterium des Abendlandes

1 Bröckers M: Das sogenannte Übernatürliche. Eichborn, Frankfurt/Main 1998
2 Geschwinde T: Rauschdrogen. Springer, Berlin 2003
3 Giebel M: Das Geheimnis der Mysterien. Patmos, Düsseldorf 2003
4 Hänsel R, Sticher O: Pharmakognosie, Phytopharmazie. Springer, Heidelberg 2007
5 Hofmann A: Die Mutterkornalkaloide. Enke, Stuttgart 1964
6 Kren V, Cvak L: Ergot: The Genus Claviceps. Harwood, Amsterdam 1999
7 Pfänder H et al: Morgendliche Müsli-Mahlzeit als Ursache einer chronischen Vergiftung mit Secale-Alkaloiden. Deutsches Ärzteblatt 1985; 27: 2013–2016
8 Roth A et al: Giftpilze/Pilzgifte. Ecomed, Landsberg am Lech 1990
9 Roberts M, Wink M: Alkaloids: Biochemistry, Ecology and Medicinal Application. Plenum, London 1998
10 Schiff PL: Ergots and its alkaloids. American Journal of Pharmaceutical Education 2006; 70 (5): 1–10
11 Sinz A: Die Bedeutung der Mutterkornalkaloide als Arzneistoffe. Weit mehr als nur α-Blocker. Pharmazie in unserer Zeit 2008; 37: 306–309
12 Wasson G et al.: The Road to Eleusis. Harvest/HBJ Book, New York 1978
13 Wink M et al: Handbuch der giftigen und psychoaktiven Pflanzen. WVG, Stuttgart 2008
14 Winkle S: Geißeln der Menschheit: Kulturgeschichte der Seuchen. Artemis & Winkler, Düsseldorf 2005

4

Der Stoff, aus dem die Träume sind
Amine, Alkaloide und Amphetamine

1 Collins MA: Tetrahydropapaveroline in Parkinson's disease and alcoholism: a look back in honor of Merton Sandler. NeuroToxicology 2004; 25: 117–120

2 Frohne D, Jensen U: Systematik des Pflanzenreiches. Fischer, Stuttgart 1979

3 Hänsel R, Sticher O: Pharmakognosie, Phytopharmazie. Springer, Heidelberg 2007

4 Luckner M: Secondary Metabolism in Microorganisms, Plants, and Animals. Fischer, Jena 1990

5 Pertz H, Eich E: Ergot alkaloids and their derivatives as ligands for serotonergic, dopaminergic and adrenergic receptors. In: Kren V, Cvak L (Hrsg.): Ergot, The Genus Claviceps. Harwood Academic Publishers, Amsterdam 1999; 411–440

6 Sullivan, RJ, Hagen EH: Psychotropic substance-seeking: evolutionary pathology or adaptation? Addiction 2002; 97: 389–400

7 Susilo R: Metaboliten der Indolaminneurotransmitter: Schlüsselsubstanzen zum Alkoholismus? Pharmazie in unserer Zeit 1994; 23: 303–311

8 Wagner H: Pharmazeutische Biologie. Fischer, Stuttgart 1984

Lockruf des Waldes
Von Göttern, Berserkern und Hippies

1. Alberts A, Mullen P: Psychoaktive Pflanzen, Pilze und Tiere. Franckh-Kosmos, Stuttgart 2000
2. Aoyagi Y et al: γ-Glutamyl derivates of basic amino acids in Lentinus edodes. Agriculture, Biology, and Chemistry 1982; 46: 1939–1940
3. Badalian SM et al: Pharmacological activity of the mushrooms Flammulina velutipes (Curt.: Fr.) Sing., Paxillus involutus (Batsch: Fr.) Fr., and Tricholoma pardanum Quél. (Basidiomycetes). International Journal of Medicinal Mushrooms. 2001; 3: 27–33
4. Bauer W et al: Der Fliegenpilz. AT-Verlag, Aarau 2000
5. Bschorr F, Mallach HJ: Vergiftung durch den Kahlen Krempling (Paxillus involutus), eine genießbare Pilzart. Archives of Toxicology 1963; 20: 82–95
6. Buff W, von der Dunk K: Giftpflanzen in Natur und Garten. Parey, Berlin 1988
7. Carroll L: Alice im Wunderland. Lappan, Oldenburg 1989
8. Do KQ et al: γ-Glutamylglutamine and taurine concentrations are decreased in the cerebrospinal fluid of drug-naive patients with schizophrenic disorders. Journal of Neurochemistry 1995; 65: 2652–2662
9. Flammer R: Pilzgenuss mit Folgen. Schweizerisches Medizin Forum 2004; 4: 531–537
10. Floersheim GL: Ethanol and tolerated doses of Amanita phalloides protect against lethal doses of the mushroom. Agents Actions 1977; 7: 171–173
11. Floersheim GL, Bianchi L: Ethanol diminishes the toxicity of the mushroom Amanita phalloides. Experientia 1984; 40: 1268–1270
12. Geschwinde T: Rauschdrogen. Springer, Berlin 2003

13 Giebelmann R: Kulturgeschichtliches zu Wulstlingen. Toxichem + Krimtech 2006; 73: 95–98
14 Giebelmann R: Kulturgeschichtliches zum Muscarin. Toxichem + Krimtech 2005; 72: 78–80
15 Gigliotti HJ et al: Studies on the γ-glutamyltransferase of Agaricus bisporus. Journal of Biological Chemistry 1964; 239: 2274–2284
16 Ito T: Cultivation of Lentinus edodes. In: Chang ST, Hayes WA (Hrsg.): The biology and cultivation of edible mushrooms. Academic Press, New York 1978: 461–473
17 Jahn H: Pilze rundum. Park-Verlag, Hamburg 1979
18 Jolivet S et al: Space-time distribution of γ-glutamyl tranferase activity in Agaricus bisporus. Microbiology Letters 1998; 163: 263–267
19 Li X et al: γ-Glutamyl peptides and related amino acids in rat hippocampus in vitro: effect of depolarization and γ-glutamyl transpeptidase inhibition. Neurochemistry International 1996; 29: 121–128
20 Li X et al: γ-Glutamyl-L-glutamate is an endogenous dipeptide in the rat olfactory bulb which activates N-methyl-D-aspartate receptors. Neuroscience Letters 1993; 155: 42–46
21 Li X: Studies on acidic sulfur-containing amino acids, γ-glutamyl- and β-aspartyl-containing peptides in brain. Dissertation, Göteborg 1997
22 Luckner M: Secondary Metabolism in Microorganisms, Plants, and Animals. Fischer, Jena 1990
23 Mann J: Mord, Magie und Medizin. Trias, Stuttgart 1995
24 Miller A: Mushroom carcinogenicity. Food and Chemicals Toxicology 1987; 25: 207–208
25 Phillips R: Der Kosmos Pilzatlas. Franck-Kosmos Verlag, Stuttgart 1990
26 Reichelt KL: The isolation of γ-glutamyl peptides from monkey brain. Journal of Neurochemistry 1970; 17: 19–25
27 Roberts M, Wink M: Alkaloids: Biochemistry, Ecology and Medicinal Application. Plenum, New York 1998
28 Roth L et al: Pflanzengifte/Giftpflanzen. Nikol, Hamburg 2008

29 Roudot-Algeron F et al: Isolation of γ-glutamyl peptides from Comté cheese. Journal of Dairy Sciences 1994; 77: 1161–1166

30 Spaether S: Zellkultur von Shiitake-Schwefelmetabolismus und Lentinsäurebildung im Speisepilz Lentinus edodes. Dissertation, Hannover 2000

31 Spencer PS et al: Experimental and Clinical Neurotoxicology. Oxford University Press, New York 2000

34 Steller GW: Beschreibung von dem Lande Kamtschatka. Neudruck der Ausgabe von 1774. Holos, Bonn 1996

35 Teuscher E, Lindequist U: Biogene Gifte. Fischer, Stuttgart 1990

36 Toelstede S et al: A Series of kokumi peptides impart the long-lasting mouthfulness of matured gouda cheese. Journal of Agricultural and Food Chemistry 2009; 57: 1440–1448

37 Tsai SY et al: Nonvolatile taste components of Agaricus bisporus harvested at different stages of maturity. Food Chemistry 2007; 103: 1457–1464

38 Tsai SY et al: Non-volatile taste components of Agaricus blazei, Agrocybe cylindracea and Boletus edulis. Food Chemistry 2007; 197: 977–983

39 Varga V et al: Displacement of exitatory amino acid receptor ligands by acidic oligopeptides. Neurochemical Research 1989; 14: 1223–1227

40 Wink M et al: Handbuch der giftigen und psychoaktiven Pflanzen. WVG, Stuttgart 2008

41 Wink M: Wirkung und Kulturgeschichte psychotroper Pflanzen und Drogen. Heidelberger Jahrbücher 1999; 43: 27–90

42 Winterstein D: Plädoyer für die Giftigkeit der Nebelkappe. Pharmazeutische Zeitung 2000; 145: 5085–5089

43 EFSA Statement: Potential risks for public health due to the presence of nicotine in wild mushrooms. EFSA Journal 2009; RN-286: 1–47

44 Shen HY, Chen JF: Adenosine A(2A) receptors in Psychopharmacology: modulators of behavior, mood and cognition. Current Pharmacology 2009; 7: 195–206

Bockbier vom Blocksberg
Wenn nachts die Schatten wachsen

1. Alberts A, Mullen P: Psychoaktive Pflanzen, Pilze und Tiere. Franckh-Kosmos, Stuttgart 2000
2. Apuleius L: Der goldene Esel (Übersetzung August Rode). Propyläen, Berlin 1920
3. Askar A, Treptow H: Biogene Amine in Lebensmitteln. Ulmer, Stuttgart 1986
4. Bamforth C: Beer: Tap into the Art and Science of Brewing. Plenum, New York 1998
5. Baumann H: Die griechische Pflanzenwelt in Mythos, Kunst und Literatur. Hirmer, München 1999
6. BgVV empfiehlt Richtwerte für THC in hanfhaltigen Lebensmitteln. Pressedienst 16.3.2000
7. BgVV: Einsatz von Hanf in Lebensmitteln kann gesundheitlich problematisch sein. Pressedienst 22.10.1997
8. Buff W, Von der Dunk K: Giftpflanzen in Natur und Garten. Parey, Berlin 1988
9. Burger A, Wachter H: Hunnius Pharmazeutisches Wörterbuch. de Gruyter, Berlin 1993
10. Caujolle F et al: Etude de l'action spasmolytique du hublon. Agressologie 1969; 10: 405–409
11. Falbe J, Regitz M: Römpp Chemie Lexikon. Thieme, Stuttgart 1989–1992
12. Geschwinde T: Rauschdrogen. Springer, Berlin 2003
13. Hänsel R, Sticher O: Pharmakognosie, Phytopharmazie. Springer, Heidelberg 2007
14. Hassall AH: Adulterations Detected. Longman, London 1857
15. Holler JM et al: Delta9-Tetrahydrocannabinol content of commer-

cially available hemp products. Journal of Analytical Toxicology 2008; 32: 428–432

16 Hölzl J: Inhaltsstoffe des Hopfens. Zeitschrift für Phytotherapie 1992; 13: 155–161

17 Kuhlen FJ: Zwischen «Strafe Gottes» und «göttlichem Werk»: Historisches zum Thema Schmerz und Schmerztherapie. Pharmazie in unserer Zeit 2002; 31: 13–22

18 Kuschinsky G, Lüllmann H: Pharmakologie und Toxikologie. Thieme, Stuttgart 1984

19 Ladenburg A: Über das Hopein. Berichte der deutschen Chemischen Gesellschaft 1886; 19: 783–785

20 Lewin L: Die Gifte in der Weltgeschichte. Springer, Berlin 1920

21 Lohs K, Martinetz D: Gift. Magie und Realität – Nutzen und Verderben. Nikol, Hamburg 1986

22 Mannering GJ, Shoeman JA: Murine cytochrome P4503A is induced by 2-methyl-3-buten-2-ol, 3-methyl-1-pentyn-3ol (meparfynol), and tert-amyl alcohol. Xenobitica 1996; 26: 487–493

23 Poulsson E: Lehrbuch der Pharmakologie. Hirzel, Leipzig 1920

24 Rätsch C: Urbock; Bier jenseits von Hopfen und Malz. AT-Verlag, Aarau 2001

25 Reinhardt L: Kulturgeschichte der Nutzpflanzen. Reinhardt, München 1911

26 Roberts M, Wink M: Alkaloids: Biochemistry, Ecology and Medicinal Application. Plenum, New York 1998

27 Roth L et al: Pflanzengifte/Giftpflanzen. Nikol, Hamburg 2008

28 Schiller KH: Wirkungen von Zubereitungen aus Humulus lupulus L. in pharmakologischen Modellen. Dissertation, Münster 2002

29 Schmitz R, Kuhlen FJ: Schmerz- und Betäubungsmittel vor 1600. Pharmazie in unserer Zeit 1989; 18: 10–19

30 Schmitz, R: Geschichte der Pharmazie: Von den Anfängen bis zum Ausgang des Mittelalters. Govi, Eschborn 1998

31 Valvasor JW: Die Ehre des Herzogthums Crain. Laybach-Nürnberg 1689

32 Verzele M et al: Chemistry and Analysis of Hop and Beer Bitter Acids. Elsevier, Amsterdam 1991
33 Wagner H: Pharmazeutische Biologie. Drogen und ihre Inhaltsstoffe. Fischer, Stuttgart 1982
34 Wellen BJ: Zur Geschichte des Bilsenkrautes. Dissertation, Marburg/Lahn 1986
35 Wohlfahrt R et al: The sedative-hypnotic action of hops. Planta Medica 1983; 48: 120–123
36 Wulle S: Bilsenkraut und Bibergeil: Zur Entwicklung des Arzneischatzes. Begleitheft zur Ausstellung Braunschweig 1999
37 Zanoli P et al: Evidence that the β-acids fraction of hops reduces central GABAergic neurotransmission. Journal of Ethnopharmacology 2007; 109: 87–92
38 Zanoli P et al: New insight in the neuropharmacological activity of Humulus lupulus. Journal of Ethnopharmacology 2005; 102: 102–106

Die Betelnuss
Suchtexperten sehen rot

1 Chu NS: Effects of betel chewing on the central and autonomic nervous systems. Journal of Biomedical Science 2001; 8: 229–236
2 Chung WC, Ko BCF: Treatment of Taenia saginata infection with mixture of areca nuts and pumpkin seeds. Chinese Journal of Microbiology 1976; 9: 31–35
3 Duke JA: Handbook of Nuts. CRC Press, Boca Raton 2001
4 Feng LC et al: The action of areca nut and its extracts on tapeworms. Peking Natural History Bulletin 1949; 17: 233–240
5 Gupta PC, Ray CS: Epidemiology of betel quid usage. Annals of the Academy of Medicine, Singapore 2004; 33: 31S–36S

6 Hartwich C: Die menschlichen Genußmittel. Tauchnitz, Leipzig 1911

7 Kiuchi F et al: Studies on crude drugs effective on visceral larva migrans. I. Identification of larvicidal principles in betel nuts. Chemical & Pharmaceutical Bulletin 1987; 35: 2880–2886

8 Krenger W: Über die Wirkung des Betels. Ciba Zeitschrift 1957; 7: 2733–2738

9 Lee-Chen SF et al: Role of oxidative DNA damage in hydroxychavicol-induced genotoxicity. Mutagenesis 1996; 11: 519–523

10 Moser-Schmitt E: Sozioritueller Gebrauch von Betel in Indien. Ethnologica 1981; 9: 546–551

11 Nagabhushan M et al: Hydroxychavicol: a new anti-nitrosating phenolic compound from betel leaf. Mutagenesis 1989; 4: 200–204

12 Nair U et al: Alert for an epidemic of oral cancer due to use of the betel quid substitutes gutkha and pan masala: a review of agents and causative mechanisms. Mutagenesis 2004; 19: 251–262

13 Niehaus M: Toxoplasmose: Schizophren durch Mettbrötchen? EU.L.E.n-Spiegel 2007; (2): 9–17

14 Ogunkolade WB et al: Vitamin D metabolism in peripheral blood mononuclear cells is influenced by chewing «betel nut» (Areca catechu) and Vitamin D status. Journal of Clinical Endocrinology & Metabolism 2006; 91: 2612–2617

15 Orr IM: Oral cancer in betel nut chewers in Travancore: its etiology, pathology and treatment. Lancet 1933; II: 575–580

16 Sharma S et al: Evalution of hydroxychavicol for its antimicrobial, antioxidant and antiinflammatory activity for its potential use as oral care agent. Antimicrobial Agents Chemotherapy 2009; 53: 216–222

17 Sullivan RJ et al: The effects of an indigenous muscarinic drug, betel nut (Areca catechu), on the symptoms of schizophrenia: a longitudinal study in Palau, Micronesia. American Journal of Psychiatry 2007; 164: 670–673

18 Teuscher E, Lindequist U: Biogene Gifte. Fischer, Stuttgart 1994

19 Trivedy CR et al: The oral health consequences of chewing areca nut. Addiction Biology 2002; 7: 115–125
20 Wollina U et al: Orale und extraorale Erkrankungen durch Betelkauen. Hautarzt 2002; 53: 795–797

Poseidons Zombies
Nichts für schwache Nerven

1 Benedek C, Rivier L: Evidence for the presence of tetrodotoxin in a powder used in Haiti for zombification. Toxicon 1989; 27: 473–480
2 De Haro L, Pommier P: Hallucinatory fish poisoning (Ichthyoallyeinotoxism): two case reports from the western Mediterranean and literature review. Clinical Toxicology 2006; 44: 185–188
3 Hsieh YW et al: identification of tetrodotoxin and fish species in an adulterated dried mullet roe implicated in food poisoning. Journal of Food Science 2003; 68: 142–146
4 Huxtable R: This and that: risk and resurrection. Trends in Pharmaceutical Sciences 1987; 8: 16–17
5 Hwang PA et al: The gastropods possessing TTX and/or PSP. Food Reviews International 2007; 23: 321–340
6 Jost MC et al: Toxin-resistant sodium channels: parallel adaptive evolution across a complete gene family. Molecular Biology and Evolution 2008, 25: 1016–1024
7 Kao CY, Yasumoto T: Tetrodotoxin in «zombie powder». Toxicon 1990; 28: 129–132
8 Landsberg JH et al: Saxitoxin puffer fish poisoning in the United States, with the first report of Pyrodinium bahamense as the putative toxin source. Environmental Health Perspectives 2006; 114: 1502–1507

9 Linden DJ: The Accidental Mind. Belknap Press, Cambridge, Mass. 2008

10 Littlewood R, Douyon C: Clinical findings in three cases of zombification. Lancet 1997; 350: 1094–1096

11 Matsumura K: Tedrodotoxin concentration in cultured puffer fish, Fugu rubripes. Journal of Agricultural and Food Chemistry 1996; 44: 1–2

12 Mebs D: Gifttiere. Ein Handbuch für Biologen, Toxikologen, Ärzte, Apotheker. WVG, Stuttgart 2000

13 Schaper A: Fischvergiftung. Deutsches Ärzteblatt 2002; 99: A1151–1158

14 Zhelong Wu et al: A new tetrodotoxin-producing actinomycete, Nocardiopsis dassonvillei, isolated from the ovaries of puffer fish Fugu rubripes. Toxicon 2005; 54: 851–859

Verführerische Früchtchen
Gutbürgerliche Drogenküche

1 Airaksinen MM, Kari I: Beta-carbolines, psychoactive compounds in the mammalian body: part I. Occurrence, origin and metabolism. Medical Biology 1981; 59: 21–34

2 Alberts A, Mullen P: Psychoaktive Pflanzen, Pilze und Tiere. Franckh-Kosmos, Stuttgart 2000

3 Arimoto-Kobayashi S et al: Inhibitory effects of beer and other alcoholic beverages on mutagenisis and DNA adduct formation induced by several carcinogens. Journal of Food and Agricultural Chemistry 1999; 47: 221–230

4 Boisset M et al: Studies on the mechanism of intestinal passage of the food comutagen harman, in the rabbit. Food & Chemical Toxicology 1994; 32: 349–356

5 Bui LT et al: Blood pressure and heart rate effects following a single dose of bitter orange. Annals of Pharmacotherapy 2006; 40: 53–57

6 Chenu F et al: Long-term administration of monoamine oxidase inhibitors alters the firing rate and pattern of dopamine neurons in the tegmental area. International Journal of Neuropsychopharmacology 2009; 12: 475–485

7 Chiacchierini E et al: Evaluation of two different extraction methods for chromatographic determination of bioactive amines in tomato products. Talanta 2006; 69: 548–555

8 Davidson L et al: Effect of eating bananas on plasma free and sulfate-conjugeted catecholamines. Life Sciences 1992; 50: 203–212

9 Diem S, Herderich M: Reaction of tryptophan with carbohydrates. Journal of Agricultural and Food Chemistry 2001; 49: 2486–2492

10 Farzin D, Mansouri N: Antidepressant-like effect of harmane and other β-carbolines in the mouse forced swim test. European Neuropsychopharmacology 2006; 16: 324–328

11 Flammer R: Pilzgenuss mit Folgen. Schweizerisches Medizin Forum 2004; 4: 531–537

12 Frison G et al: A case of β-carboline alkaloid intoxication following ingestion of Peganum harmala seed extract. Forensic Science International 2008; 179: e37–e43

13 Geschwinde T: Rauschdrogen. Springer, Berlin 2003

14 Gutsche B, Herderich M: HPLC-MS/MS profiling of tryptophan-derived alkaloids in food. Journal of Agricultural and Food Chemistry 1997; 45: 2458–2462

15 Herraiz T, Chaparro C: Human monoamine oxidase enzyme inhibition by coffee and β-carbolines norharman and harman isolated from coffee. Life Sciences 2006; 78: 795–802

16 Herraiz T, Galisteo J: Identification and occurrence of the novel alkaloid pentahydroxypentyltetrahydro-β-carboline-3-carboxylic acid as a tryptophan glycoconjugate in fruit juices and jams. Journal of Agricultural and Food Chemistry 2002; 50: 4690–4695

17 Herraiz T, Galisteo J: Tetrahydro-β-carboline alkaloids occur in

fruits and fruit juices. Journal of Agricultural and Food Chemistry 2003; 51: 7156–7161

18 Herraiz T: 1-Methyl-1,2,3,4-tetrahydro-β-carboline-3-carboxylic acid and 1,2,3,4-tetrahydro-β-carboline-3-carboxylic acid in fruits. Journal of Agricultural and Food Chemistry 1999; 47: 4883–4887

19 Herraiz T: Occurrence of tetrahydro-β-carboline-3-carboxylic acids in commercial foodstuffs. Journal of Agricultural and Food Chemistry 1996; 44: 3057–3065

20 Kanazawa K, Sakakibara H: High content of dopamine, a strong antioxidant, in Cavendish banana. Journal of Agricultural and Food Chemistry 2000; 48: 844–848

21 Kärkkäinen J et al: Potentially hallucinogenic 5-hydroxytryptamine receptor ligands bufotenine and dimethyltryptamine in blood and tissues. Scandinavian Journal of Clinical and Laboratory Investigation 2005; 65: 189–199

22 Kim KW et al: Characterization of antidepressantlike effects of p-synephrine. Naunyn Schmiedebergs Archives of Pharmacology 2001; 363: 21–26

23 Krikorian AD: The psychedelic properties of banana peel: an appraisal. Economic Botany 1968; 22: 385–389

24 Kuschinsky G, Lüllmann H: Pharmakologie und Toxikologie. Thieme, Stuttgart 1984

25 Ly D et al: HPLC analysis of serotonin, tryptamine, tyramine, and the hydroxycinnamic acid amides of serotonin and tyramine in food vegetables. Journal of Medicinal Food 2008; 11: 385–389

26 Miralles A et al: High-affinity binding of β-carbolines to imidazoline I2B receptors and MAO-A in rat tissues. European Journal of Pharmacology 2005; 518: 234–242

27 Montecrieff J: Determination of pharmacological levels of harmane, harmine and harmaline in mammalian brain tissue, cerebrospinal fluid and plasma by HPLC with fluorimetric detection. Journal of Chromatography 1989; 496: 269–278

28 Naoi M et al: Dopamine-derived salsolinol derivates as endogenous

monoamine oxidase inhibitors: occurrence, metabolism and function in human brains. Neurotoxicology 2004; 25: 193–204

29 Nelson BC et al: Mass spectrometric determination of the predominant adrenergic protoalkaloids in bitter orange (Citrus aurantium). Journal of Agricultural and Food Chemistry 2007; 55: 9769–9775

30 Nguyen DT et al: Response of CEDIA amphetamines assay after a single dose of bitter orange. Therapeutic Drug Monitoring 2006; 28: 252–254

31 Ohenoja E et al: The occurrence of psilocybin and psilocin in Finnish fungi. Journal of Natural Products 1987; 50: 741–744

32 Ott J: Ayahuasca Analoge. Werner Pieper's MedienXperimente, Löhrbach o.J.

33 Polasa K et al: Effect of Brassica nigra on benzo(a)pyrene mutagenicity. Food and Chemical Toxicology 1994; 32: 777–781

34 Rätsch C, Liggenstorfer R: Pilze der Götter. AT Verlag, Aarau 1998

35 Richter G: Stoffwechselphysiologie der Pflanzen. Thieme, Stuttgart 1982

36 Riggin M et al: Identification of Salsolinol as a major dopamine metabolite in the banana. Journal of Agricultural and Food Chemistry 1976; 24: 189–191

37 Shulgin A, Shulgin A: Pihkal – a chemical love story. Transform Press, Berkeley 1991

38 Shulgin A, Shulgin A: Tihkal – the continuation. Transform Press, Berkeley 1997

39 Singh YN, Dryden WF: Muscle paralyzing effect of the juice from the trunk of the banana tree. Toxicon 1985; 23: 973–981

40 Strolin Benedetti M et al: Influence of food intake on the enantiomeric composition of urinary salsolinol in man. Journal of Neural Transmission 1989; 78: 43–51

41 Tazoe M et al: Hyperkalemia and hyperdopaminemia induced by an obsessive eating of banana in an anorexia nervosa adolescent. Brain and Development 2007; 29: 369–372

42 Teichert A et al: Determination of beta-carboline alkaloids in fruit-

ing bodies of Hygrophorus ssp. by liquid chromatography/electrospray ionisation tandem mass spectrometry. Phytochemical Analysis 2008; 19: 335–341
43 Teuscher E, Lindequist U: Biogene Gifte. Fischer, Stuttgart 1994
44 Zhang F: Formation of novel toxic compounds from oxidative interaction between salsolinol and cysteine. Journal of Pharmaceutical and Biomedical Analysis 2002; 30: 197–208

Mohn – die Mutter aller Drogen

1 Alberts A, Mullen P: Psychoaktive Pflanzen, Pilze und Tiere. Franckh-Kosmos, Stuttgart 2000
2 Boettcher C et al: How human neuroblastoma cells make morphine. PNAS 2005; 102: 8495–8500
3 Buff W, Von der Dunk K: Giftpflanzen in Natur und Garten. Paul Parey, Berlin 1988
4 Bundesministerium der Justiz: Betäubungsmittelgesetz in der Fassung der Bekanntmachung vom 1. März 1994 (BGBl. I S. 358), zuletzt geändert durch die Verordnung vom 19. Januar 2009 (BGBl. I S. 49)
5 Chopra RN, Chopra IC: Quasi-medical use of opium in India and its effects. UNODC Bulletin of Narcotics 1955 (3): 1–22
6 General J, Kniel B: Reduzierung von Morphin in Mohnsamen und Mohngebäcken mit praktikablen technologischen Maßnahmen. bmi aktuell 2006 (3): 6–8
7 Hänsel R, Sticher O: Pharmakognosie, Phytopharmazie. Springer, Heidelberg 2007
8 Hartwich C: Die menschlichen Genußmittel. Tauchnitz, Leipzig 1911

9 Hensel A: Erhöhte Morphingehalte in Mohnsamen: Gesundheitsrisiko nicht ausgeschlossen. BfR Pressemeldung 05/2006

10 Homer: Odyssee. Griechisch–Deutsch. 4. Gesang, 219–232. Weltbild, Augsburg 1994

11 Huxtable R: This and that: risk and resurrection. Trends in Pharmaceutical Sciences 1987; 8: 16–17

12 Julien R: Drogen und Psychopharmaka. Spektrum Akademischer Verlag, Heidelberg 1997

13 Klinke R, Silbernagl S: Lehrbuch der Physiologie. Thieme, Stuttgart 2001

14 Kren V, Cvak L: Ergot: The Genus Claviceps. Harwood, Amsterdam 1999

15 Lewin, L: Die Gifte in der Weltgeschichte. Springer, Berlin 1920

16 Oka K et al: Isolation of morphine from toad skin. PNAS 1985; 82: 1852–1854

17 Perz RC et al: Opiate in Speisemohn – ein Problem der Globalisierung des Handels? Deutsche Lebensmittel-Rundschau 2007; 103: 193–196

18 Poeaknapo C et al: Endogenous formation of morphine in human cells. PNAS 2004; 101: 14091–14096

19 Poeaknapo C et al: Evaluation of the mass spectrometric fragmentation of codeine and morphine after 13C-isotope biosynthetic labeling. Phytochemistry 2004; 65: 1413–1420

20 Pollmer U, Warmuth S: Pulver, Pillen, Powerstoffe. Eichborn, Frankfurt/Main 2008

21 Raven MA et al: Comparison of the reinforcing and anxiogenic effects of intravenous cocaine and cocaethylene. Experimental and Clinical Psychopharmacology 2000; 8: 117–124

22 Roth L et al: Pflanzengifte/Giftpflanzen. Nikol, Hamburg 2008

23 Sproll C, Lachenmaier DW: Morphingehalte im Mohn und deren Auswirkung auf die Lebensmittelherstellung. Lebensmittelchemie 2007; 61: 100

24 Stolzenburg K: Blaumohn – neue Sorte ermöglicht großflächigen

Anbau in Deutschland. Landesanstalt für Pflanzenbau, Forchheim 2006

25 Vergilis Aneide, 6. Gesang; Übersetzung Heinrich Voß, Reclam, Stuttgart 1875

26 Wanitschke R: Die Wirkung von Opiaten auf die Motilität des Sigmas und ihre Anwendung als Antidiarrhoicum. Saarländisches Ärzteblatt 1976; 25–28

27 Wellen, BJ: Zur Geschichte des Bilsenkrautes. Dissertation, Marburg/Lahn 1986

28 Zhang J: Detection of papaverine, morphine and codeine. Zhongguo Weisheng Jianyan Zazhi 2007; 17: 72–73

Alkohol – der Vater des Rausches

1 Adachi J et al: Identification of Tetrahydro-β-carboline-3-carboxylic acid in foodstuffs, human urine and human milk. Journal of Nutrition 1991; 121: 646–652

2 Al-Abed Y et al: Inhibition of advanced glycation endproduct formation by acetaldehyde: role of the cardioprotective effect of ethanol. PNAS 1999; 96: 2385–2390

3 Alberts A, Mullen P: Psychoaktive Pflanzen, Pilze und Tiere. Franckh-Kosmos, Stuttgart 2000

4 Australian Department of the Environment, Water, Heritage and the Arts: Acetaldehyde fact sheet. Parkes 2005

5 Batty GD et al: Childhood mental ability and adult alcohol intake and alcohol problems: the British cohort study. American Journal of Public Health 2008; 98: 2237–2243

6 Belitz HD et al: Lehrbuch der Lebensmittelchemie. Springer, Heidelberg 2008

7 Belluzzi JD et al: Acetaldehyde enhances acquisition of nicotine self-administration in adolescent rats. Neuropsychopharmacology 2005; 30: 705–712

8 Beloche A et al: Increased complexity in interstellar chemistry: detection and chemical modelling of ethyl formate and n-propyl cyanide in Sagittarius B2(N). Astronomy & Astrophysics 2009; 499: 215–232

9 Bhaumik S: Drunken elephants die in accident. BBC News v. 23. Januar 2004

10 Bongers RS et al: High-level acetaldehyde production in Lactococcis lactis by metabolic engineering. Applied and Environmental Microbiology 2005; 71: 1109–1113

11 Bringmann G: Chemische Mechanismen der Alkoholwirkung. Naturwissenschaften 1979; 66: 22–27

12 Brookes M: Beastly drunk. New Scientist 1999, 27.11: 44–47

13 Coca-Cola Company: Process for the generation of acetaldehyde from ethanol. US-Patent 481 292, 6.11.1984

14 Collins MA et al: Dopamine-related tetrahydroisoquinolines: significant urinary excretion by alcoholics after alcohol consumption. Science 1979; 206: 1184–1186

15 Deutsche Hauptstelle für Suchtfragen: Informationen zum Thema: Alkoholkonsum und Gesundheit. Hamm 2007

16 Ecobichon DJ; Joy RM: Pesticides and Neurological Diseases. CRC, Boca Raton 1994

17 Efferth T: Molekulare Pharmakologie und Toxikologie. Springer, Heidelberg 2006

18 Etter JF: Addiction to the nicotine gum in never smokers. BMC Public Health 2007; 7: e 159

19 Flamini R et al: GC/MS-positive ion chemical ionization and MS/MS study of volatile benzene compounds in five different woods used in barrel making. Journal of Mass Spectrometry 2007; 42: 641–646

20 Geschwinde T: Rauschdrogen. Springer, Berlin 2003

21 Goldberg DM et al: Moderate alcohol consumption: the gentle face of Janus. Clinical Biochemistry 1999; 32: 505–518

22 Griebel C: Zum Vorkommen von Acetaldehyd in Früchten und anderen Pflanzenteilen. Zeitschrift für Lebensmitteluntersuchung und -Forschung. 1925; 49: 105–110

23 IPCS: Acetaldehyd. Environmental Health Criteria 167; WHO, Genf 1995

24 Koda H et al: Aging of whiskey increases the potentiation of $GABA_A$ receptor response. Journal of Agricultural and Food Chemistry 2003; 51: 5238–5244

25 Lachenmaier DW, Sohnius EM: The role of acetaldehyde outside ethanol metabolism in the carcinogenicity of alcoholic beverages: evidence from a large chemical survey. Food and Chemical Toxicology 2008; 46: 2903–2911

26 Melzig MF, Haber H: Endogene Tetrahydroisochinolinalkaloide (TIQ's) – ein Ansatzpunkt für das Verständnis des Alkoholismus? Pharmazie in unserer Zeit 1998; 27: 117–121

27 Mrasek V: Experten warnen vor mutmaßlichem Krebsauslöser in Likörweinen. Forschung Aktuell, DeutschlandFunk, 8. 9. 2008

28 Mrasek V: Likörweine enthalten Krebsgift in hoher Konzentration. Spiegel Online, 23. 9. 2008

29 Musshoff F et al: Salsolinol and norsalsolinol in human urine samples. Pharmacology, Biochemistry and Behavior 1997; 58: 545–550

30 Ott A et al: Origin of acetaldehyde during milk fermentation using 13C-labeled precursors. Journal of Agricultural and Food Chemistry 2000; 48: 1512–1517

31 Pollmer U, Warmuth S: Pulver, Pillen, Powerstoffe. Eichborn, Frankfurt/Main 2008

32 Power C et al: U-shaped relation for alcohol consumption and health in early adulthood and implications for mortality. Lancet 1998; 352: 877

33 Pratt LM et al: A relation between maze performance and increased ethanol intake in Long-Evans rats. Alcohol 2002; 26: 121–126

34 Salonsalmi A et al: Drinking habits and sickness absence: the contribution of working conditions. Scandinavian Journal of Public Health 2009; 37: 846–854

35 Shiffman S et al: Quitting by gradual smoking reduction using nicotine gum. American Journal of Preventive Medicine 2009; 36: 96–104

36 Siragusa RJ et al: Methanol production from the degradation of pectin by human colonic bacteria. American Journal for Clinical Nutrition 1988; 47: 848–851

37 Sprung R et al: Methanol – ein bisher verkannter Bestandteil aller alkoholischen Getränke. Wiener klinische Wochenschrift 1988; 100: 282–288

38 Standridge JB et al: Alcohol consumption: an overview of benefits and risks. Southern Medical Journal 2004; 97: 664–672

39 Susilo R: Metaboliten der Indolaminneurotransmitter: Schlüsselsubstanzen zum Alkoholismus? Pharmazie in unserer Zeit 1994; 23: 303–311

40 Teuscher E, Lindequist U: Biogene Gifte. Fischer, Stuttgart 1994

41 Tsuchiya H et al: Determination of tetrahydro-β-carbolines in urine by high-performance liquid chromatography with suppression of artefact formation. Journal of Pharmaceutical and Biomedical Analysis 1994; 12: 1547–1553

42 Tsuchiya H et al: Formation of tetrahydro-β-carbolines in human saliva. Biochemical Pharmacology 1995; 50: 2109–2112

43 Vahtera J et al: Alcohol intake and sickness absence: a curvilinear relation. American Journal of Epidemiology 2002; 156: 969–976

44 Wiens F et al: Chronic intake of fermented floral nectar by wild treeshrews. PNAS 2008; 105: 10426–10431

45 Windirsch B et al: Alkoholgehalte ausgewählter Lebensmittel. Lebensmittelchemie 2005; 59: 149–150

46 Wucherpfennig K et al: Evaluation of methanol in natural and clarified apple juice considering modern juice techniques. Flüssiges Obst 2004; 71: 456–460

Wenn die Rauschgoldengel kiffen
Frohes Fest!

1 Alberts A, Mullen P: Psychoaktive Pflanzen, Pilze und Tiere. Franckh-Kosmos, Stuttgart 2000
2 Barron AB: Effects of cocaine on honey bee dance behaviour. Journal of Experimental Biology 2009; 212: 163–168
3 Bishnoi M et al: Potentiation of antinociceptive effect of NSAIDs by a specific lipooxygenase inhibitor, acetyl 11-keto-beta boswellic acid. Indian Journal of Experimental Biology 2006; 44: 128–132
4 Blaschek W et al (eds.): Hagers Enzyklopädie der Arzneistoffe und Drogen. WVG, Stuttgart 2007
5 Di Tomaso E et al: Brain cannabinoids in chocolate. Nature 1996; 382: 677–678
6 Dolara P et al: Furanoeudesma-1,3-diene, a sesquiterpene from myrrh, is a specific agonist of opioid delta receptors. Pharmacological Research 1995; 31 (Suppl. 1): 34
7 Geschwinde T: Rauschdrogen. Springer, Berlin 2003
8 Heimberg U: Gewürze, Weihrauch, Seide – Welthandel in der Antike. Waiblingen 1981
9 Herraiz T et al: L-Tryptophan reacts with naturally occurring and food-occurring phenolic aldehydes to give phenolic tetrahydro-β-carboline alkaloids. Journal of Agricultural and Food Chemistry 2003; 51: 2168–2173
10 Herraiz T: Identification and occurrence of β-carboline alkaloids in raisins and inhibition of monoamine oxidase (MAO). Journal of Agricultural and Food Chemistry 2007; 55: 8534–8540
11 Herraiz T: Tetrahydro-β-carbolines, potential neuroactive alkaloids, in chocolate and cocoa. Journal of Agricultural and Food Chemistry 2000; 48: 4900–4904

12 Huxtable R: This and that: an artefactual alkaloid and its peptide analogs. Trends in Pharmacological Sciences 1992; 13: 341–345
13 Idle JR: Christmas gingerbread (Lebkuchen) and christmas cheer – review of the potential role of mood elevating amphetamine-like compounds formed in vivo and in furno. Prague Medical Report 2005; 106: 27–38
14 Kar A, Menon MK: Analgesic effect of the gum resin of Boswellia serrata Roxb. Life Sciences 1969; 8: 1023–1028
15 Kessler M: Zur Frage nach psychotropen Stoffen im Rauch von brennendem Gummiharz der Boswellia sacra. Dissertation, Basel 1991
16 Landtag von Niederösterreich: 5. Sitzung der Tagung 1993/94 der XIV. Gesetzgebungsperiode. Sitzungsbericht. 29. November 1993
17 Lieberei R, Reisdorff C: Nutzpflanzenkunde. Thieme, Stuttgart 2007
18 Marek GJ, Aghajanian GK: Indoleamine and the phenylethylamine hallucinogenic mechanisms of psychotomimetic action. Drug and Alcohol Dependence 1998; 51: 189–198
19 Martinetz D et al: Weihrauch und Myrrhe. Kulturgeschichte und wirtschaftliche Bedeutung; Botanik, Chemie, Medizin. WVG, Stuttgart 1989
20 Mebs D: Gifttiere. Ein Handbuch für Biologen, Toxikologen, Ärzte und Apotheker. WVG, Stuttgart 2000
21 Melzig MF et al: In vitro pharmacological activity of the tetrahydroisoquinoline salsolinol present in products from Theobroma cacao L. like cocoa and chocolate. Journal of Ethnopharmacology 2000; 73: 153–159
22 Moussaieff A et al: Incensole acetate, an incense component, elicts psychoactivity by activating TRPV3 channels in the brain. FASEB Journal 2008; 22: 3024–3034
23 Ohloff G: Irdische Düfte und himmlische Lust. Eine Kulturgeschichte der Duftstoffe. Birkhäuser, Basel 1992
24 Okamoto K et al: Biosynthesis of p-anisaldehyde by the white-rot basidiomycete Pleurotus astreatus. Journal of Bioscience and Bioengineering 2002; 93: 207–210

25 Pollmer U et al: Liebe geht durch die Nase. KiWi, Köln 2004
26 Pollmer U et al: Prost Mahlzeit. Krank durch gesunde Ernährung. Kiepenheuer & Witsch, Köln 2004
27 Rönner B et al: Formation of tetrahydro-β-carbolines and β-carbolines during the reaction of L-tryptophan with D-glucose. Journal of Agricultural and Food Chemistry 2000; 48: 2111–2116
28 Shulgin A, Shulgin A: Pihkal – a chemical love story. Transform Press, Berkeley 1991
29 Shulgin A, Shulgin A: Tihkal – the continuation. Transform Press, Berkeley 1997
30 Wink M et al: Handbuch der giftigen und psychoaktiven Pflanzen. WVG, Stuttgart 2008
31 Yamada T et al: Anxiolytic effects of short- and long-term administration of cacao mass on rat elevated T-maze test. Journal of Nutritional Biochemistry 2009; 20: 948–955

Nur für Gourmets
Gartenfrisches Grünzeug

1 Alberts A, Mullen P: Psychoaktive Pflanzen, Pilze und Tiere. Franckh-Kosmos, Stuttgart 2000
2 Blaschek W et al (eds.): Hagers Enzyklopädie der Arzneistoffe und Drogen. WVG, Stuttgart 2007
3 Carlini EA et al: Methyleugenol as a surgical anesthetic in rodents. Experientia 1981; 37: 588–589
4 Chaudhary SK et al: Oxypeucedanin, a major furocoumarin in parsley, Petroselinum crispum. Planta Medica 1986; 52: 462–464
5 Christensen LP, Brandt K: Bioactive polyacetylenes in food plants of the Apiaceae family. Journal of Pharmaceutical and Biomedical Analysis 2006; 41: 683–693

6 Ciganda C, Laborde A: Herbal infusions used for induced abortion. Journal of Toxicology: Clinical Toxicology 2003; 41: 235–239
7 Collin HJ: Lactucae sylvestris contra hydropem vires, sive observationum circa morbos acutos et chronicos factarum. R. Graeffer, Wien 1780
8 Eichler O, Scholtze HG: Untersuchungen über die Wirkung von Giftlattich (Lactuca virosa). Klinische Wochenschrift 1940; 19: 517–519
9 Felter HW: The Eclectic Materia Medica, Pharmacology and Therapeutics. Scudder, Cincinnati 1922
10 Frohne D et al: Giftpflanzen. WVG, Stuttgart 2004
11 Funke I et al: Lactuca virosa L. und Lactucarium. Molekularpharmakologische Untersuchungen zur Erklärung der analgetischen Potenz. Zeitschrift für Phytotherapie 2002; 23: 40–45
12 Geschwinde T: Rauschdrogen. Springer, Berlin 2003
13 Gromek D et al: Biologically active preparations from Lactuca virosa L. Phytotherapy Research 1992; 6: 285–287
14 Lagey K et al: Burns induced by plants. Burns 1995; 21: 542–543
15 Madaus G: Lehrbuch der biologischen Heilmittel. Thieme, Leipzig 1938
16 Mullins ME, Horowitz BZ: The case of the salad shooters: intravenous injection of wild lettuce. Veterinary & Human Toxicology 1998; 40: 290–291
17 Pomeranz C, Sperling F: Über das Lactucon. Monatshefte für Chemie 1904; 25: 785–792
18 Ross LG, Ross B: Anaesthetic and Sedative Techniques for Aquatic Animals. Blackwell, Oxford 2008
19 Sakurai N et al: Vasorelaxant activity of caffeic acid derivates from Cichorium intybus and Equisetum arvense. Yakugaku Zasshi 2003; 123: 593–598
20 Sánchez MSR et al: Probable intoxicatión por achicoria (C. intybus). Archivos Venezolanos de Puericultura y Pediatria 2007; 70: 69–72
21 Sayyah M et al: Analgesic and anti-inflammatory activity of leaf es-

sential oil of Laurus nobilis Linn. Phytotherapy Research 2003; 17: 733–736

22 Schenck G: Verfahren zur Stabilisierung des Gehaltes an Lactucin im Milchsaft der Lactuca virosa. Auslegeschrift DE 1200 473, 9.9.1965

23 Schenck G: Zur Kenntnis der Bitterstoffe des Milchsaftes von L. virosa. Archiv der Pharmazie 1939; 277: 132–135

24 Schwartz S: Psychoactive Herbs in Veterinary Behavior Medicine. Blackwell, Ames 2005

25 Sell AB, Carlini EA: Anesthetic action of methyleugenol and other eugenol derivates. Pharmacology 1976; 14: 367–377

26 Sessa RA et al: Metabolite profiling of sesquiterpene lactones from Lactuca species. Journal of Biological Chemistry 2000; 275: 26877–26884

27 Seto M et al: Sesquiterpene lactones from Cichorium endivia L. and C. intybus L. Chemical and Pharmaceutical Bulletin 1988; 36: 2423–2429

28 Trojanowska A: Salata lactuca sp. jako roslina lecznicza w badanaich polskich XIX-wiecznych farmaceutów i lekarzy. Kwartalnik Historii Nauki i Techniki 2005; 50: 123–134

29 von Bibra E: Die narkotischen Genußmittel und der Mensch. Wilhelm Schmid, Nürnberg 1855

30 von Bingen H; Heilmittel: Buch 1; Von den Pflanzen. Cap 1–91; Basler Hildegard-Gesellschaft, Basel 1982

31 Wesołowska A et al: Analgesic and sedative activities of lactucin and some lactucin-like guaianolides in mice. Journal of Ethnopharmacology 2006; 107: 254–258

32 Wink M et al: Handbuch der giftigen und psychoaktiven Pflanzen. WVG, Stuttgart 2008

Abbildungsnachweise

Abb. 1 – S. 29: Karl-Ludwig Leiter
Abb. 2 – S. 52: Karl-Ludwig Leiter
Abb. 3 – S. 60: Andrea Fock
Abb. 4 – S. 61: Andrea Fock
Abb. 5 – S. 66: Andrea Fock
Abb. 6 – S. 73: http://upload.wikimedia.org/wikepedia/commons/5/53/Alice_05a/...
Abb. 7 – S. 90: http://upload.wikimedia.org/wikipedia/commons/c/c5/Molitoris_Hexenflug
Abb. 8 – S. 102: Image courtesy of www.FineRarePrints.com
Abb. 9 – S. 131: http://de.wikipedia.org/w/index.php?title=Datei:Opium_smoking_1874.jpg&filetimestamp=20060201174825
Abb. 10 – S. 138: Image courtesy of www.FineRarePrints.com
Abb. 11 – S. 172: http://upload.wikimedia.org/wikepedia/commons/thumb/...

Register

A

Acetaldehyd 63, 66, 75, 108, 111, 143–152, 178–179
Adrenalin 59, 62, 65
Agaritin 79
Alice im Wunderland 72
Alkaloide (allgemein) 62–65
Alkohol 53, 66, 69, 75, 132, 136–159
Alkoholabhängigkeit 141, 154
Allylbenzole 14, 159–160
Amine, biogene (allgemein) 59–62
Amphetamine 13–16, 57, 62, 151, 160, 163, 178–179
Amygdalin 160
Anandamid 164
Anethol 159
Anis 159–162
Anisaldehyd 161
Antoniusfeuer 50
Apfelkraut 112
Apicius 11, 34
Apiol 15, 170–171
Apuleius, Lucius 89
Atropin 74, 81–83, 89
Ayahuasca 113–114

B

Ballaststoffe 44–45
Banane *(Musa ssp.)* 66, 106–111, 137, 178
Basilikum *(Ocimum basilicum)* 169
Benzaldehyd 63, 160–161, 179
Benzodiazepine 116
Berserkerwut 71, 84
Betel-Alkaloide 94
Betelpalme *(Areca catechu)* 93–94
Betelpfeffer *(Piper betle)* 93–97
Bibra, Ernst Freiherr von 174
Bier 60, 81–87, 110, 118, 141, 178
Bilsenkraut *(Hyoscyamus niger)* 25, 64, 81–83, 87, 91–92
biogene Amine 58–62
Birkenporling *(Piptoporus betulinus)* 69
Blaumohn 64, 122–124, 126–128
Bosch, Hieronymus 41, 134
Boswellinsäure 167
Botenstoffe *siehe Neurotransmitter*
Braten 47, 110, 116, 147

Bufotenin 59, 113, 118, 163, 178–179

C

Calvados 148–149
Cannabis *(Cannabis sativa)* 85–86, 164
Capsaicin 36–38
β-Carboline 66, 108, 110, 112–118, 144, 147, 161–162, 164, 178–179
Carroll, Lewis 72
Casomorphin 40–41, 43–44
Chicorée *(Cichorium intybus)* 173, 175–176
Chili *(Capsicum annum)* 9, 30, 36–38
Chinarindenbaum *(Cinchona officinalis)* 34–35
Chinarinde 34–35
Codein 129, 134
Coffein 15, 151, 163, 178
Colagetränke 15, 151
Colupulon 86
Cortisol 153
Crack 132
Crystal 16
Curcuma *siehe Gelbwurz*
Curcumin 34
Curry 34–35

D

della Porta, Giambattista 87
Depression 12, 79, 115, 146, 155
Designerdroge 14, 173
deutsches Opium 173
Dimethyltryptamin (DMT) 59, 113–114, 118, 163, 178–179
Dionysos 69
Dioskurides 67, 175
Donovan 106
Dopamin 59–62, 65, 106–108, 11, 179

E

Ecstasy 14, 173
Eisenhut-Arten *(Aconitum ssp.)* 89, 162
Elemicin 13–15, 62, 178–179
Eleusis-Mysterien 51–53, 55
Endorphine 30, 42, 91, 129
Enkephaline 175
Ephedrin 86, 110, 160
Essig 91, 111, 116, 145, 179
Ergin 51
Ergot-Alkaloide 51
Ergotismus 50
Ethanol 75, 137, 141, 143, 178
Ethnomykologie 53
Eugenol 15, 94, 169–170
Eunuchenkraut 171

Euphorie 14, 42, 77, 99, 134, 141–142, 158, 162
Exorphine 40–47, 165, 179

Falten-Tintlinge *(Coprinus atramentarius)* 75
Federschwanz-Spitzhörnchen *(Ptilocercus lowii)* 137
Fliegenpilz *(Amanita muscaria)* 25, 68–77
Fruchtsaft 147, 149, 151, 178
Flugsalbe 87
Fugu *(Takifugu* ssp. *Spheroides* ssp.*)* 76, 98–101, 104–105

Gammelrochen 118
Gelber Knollenblätterpilz *(Amanita citraria)* 113
Gelbwurz *(Curcuma* ssp.*)* 10, 34
Gewürzinseln/Gewürzhandel 16–17, 19, 22
Giftlattich *(Lactuca virosa)* 173
Glühwein 159–160
Grüner Knollenblätterpilz *(Amanita phalloides)* 79

Haemorphine 43, 179
Hallimasch *(Armillariella mellea)* 76
Halluzinationen 13–14, 51, 53, 58, 88–89, 101, 129
Hanf *(Cannabis sativa)* 85–86
Harmane 16, 108, 115–116, 118, 121, 144, 162
Hartwich, Carl 125
Haschisch 85, 167, 171
«Herbstblattln» 76
Heroin 41, 133–134
Hexen 87, 104, 125
Hildegard von Bingen 41, 134
Hippies 13, 58, 74, 106, 109
Hirschhornsalz 160
Hofmann, Albert 51, 53–54
Honig 30, 125, 133, 161–162
Hopein 7, 85, 178
Hopfen *(Humulus lupulus)* 7, 11, 83–86, 178
Hopfenpflückerkrankheit 85
Hordenin 60, 86, 178
Hundspetersilie *(Aethusa cynapicum)* 170
Hydrazin 79, 179
Hyoscyamin 81

I

Ibotensäure 70–71
Indol-Alkaloide 65–66
Isochinolin-Alkaloide 65–66

J

Joghurt 63, 121, 148, 151

K

Kaffee *(Coffea arabica)* 25, 35, 93, 114, 118, 147
Kahler Krempling *(Paxillus involutus)* 76–77
Kakao *(Theobroma cacao)* 35, 163–165, 179
Kälterezeptoren 38
Käse 43, 78, 116, 178
Ketchup 111–113, 164, 169, 179
Klatschmohn *(Papaver rhoeas)* 127
Knollenblätterpilz 68, 75, 79, 113
Kokain 40, 57–58, 64, 131–134, 151
Kokastrauch *(Erythroxylum coca)* 57–58, 131
Kopfsalat *(Lactuca sativa)* 171, 173–176, 179
Kuhmilch 41

L

Lactucarium 174–175
Lärchenporling *(Laricifomes officinalis)* 69
Laudanum 11, 130
Lebkuchengewürze 160
Ledol 84
Lewin, Louis 11
Lonitzer, Adam/Adamus Lonicerus 11, 70, 172
LSD (Lysergsäurediethylamid) 51, 53–55, 65, 115, 133
Lysergsäure 51, 65, 133

M

Malaria 34–35
Maillard-Produkte 163
Malz 60, 83–84, 86, 178
MAO-Hemmer 110, 113–115, 162, 178
Marihuana 85, 147, 167
marmalade 109
Marzipan 63, 74, 160–161
Meerträubel *(Ephedra ssp.)* 110
Menthol 37
Meskalin 13–14, 57, 62, 86, 164
Methamphetamin *(Pervitin)* 16

Methanol 137, 150–152, 154, 178
Methylbutenol 86, 178
Methylxanthine 165
Milchzucker 46, 157
Miraculix *(Druide)* 72
MMDA 14–15, 62, 178
Mohngebäck (Brötchen, Kuchen) 120, 122, 134
Mohnstroh 128
Molke 43
Monoaminooxidase (MAO) 15, 79, 107, 110, 114, 144, 150
Morphin 7, 40, 42–44, 57–58, 60, 64, 85, 122–124, 127–129, 132–135
Morphinismus 134
Morphium 40, 125, 170, 173
Muckefuck 173, 176
Muscarin 70, 74–76
Muscimol 70–71, 77
Muskatnussbaum *(Myristica fragrans)* 13
Muskatnuss 7, 13–15, 23–24, 30, 62, 166
Mutterkörner *(Secale cornutum)* 49
Mutterkornpilz *(Claviceps purpurea)* 49, 53–54
Mutterkornvergiftung (Ergotismus) 50–51
Muttermilch 40–41
Myristicin 13–16, 62, 86, 170–171, 178–179

Nachtschattengewächse *(Solanaceen)* 25, 64, 81, 87, 92
Naloxon 45, 142, 168, 173
Nebelgrauer Trichterling *(Clitocybe nebularis)* 76
Nebularin 76
Neurotransmitter 59–60, 65, 146 *siehe auch* Dopamin, Serotonin
Nikotin 64, 77, 131, 142–143
Nikotinsucht 142
Noradrenalin 59, 62, 109, 115
Norharman 16, 116, 162
Nostradamus 13

O

Obst 106–107, 109, 136–137
Odyssee 125
Ohloff, Günther 13
Ötzi 69
Opiatrezeptoren 42-46, 129, 142, 168
Opioid-Rezeptoren 129
Opium 11, 45, 85, 87, 91–92, 123, 125, 128–133, 174–177
Orangensaft 109, 151

P

Paracelsus 92, 130
Parästhesien 99
Petersilie *(Petroselinum crispum)* 15, 169–173
Peyotl-Kaktus *(Lophophora williamsii)* 14, 57, 60
Pfeffer, Schwarzer *(Piper nigrum)* 26, 30
Pfeffer, Langer *(Piper longum)* 26, 30
Pflaumenmus 112
Phenylethylamin 126, 173
Pilze *siehe einzelne Arten*
Piperin 30–31, 33–34
Polymorphismus 45, 120, 145–146, 149
Pomeranze *(Citrus x aurantium)* 109, 110
Pommes frites 45–46, 180
Propenylbenzole 159–160, 178–179
Psilocybin 59, 77, 114–115

Q

Quark 41–42, 108

R

Radicchio *(Cichorium intybus)* 174, 175
Rätsch, Christian 84
Reaktionsaromen 117
Rehbrauner Dachpilz *(Pluteolus atricapillus)* 115
Reis *(Oryza sativa)* 44
Reizdarm 45
Riesen-Trichterling *(Clitocybe gigantean)* 75
Rosinen 162
Runner's High 42

S

Safran *(Crocus sativus)* 7, 11–13, 15–26, 33
Safranal 12
Salat *siehe* Kopfsalat
Salsolinol 66, 108, 110, 117, 144, 164, 178–179
Saxitoxin 104
Scharfstoffe 30–31, 33, 36, 38
Schlafmohn *(Papaver somniferum)* 40, 44, 57–58, 63, 122, 128, 175
Schokolade 16, 25, 108, 163–165, 179
Scopolamin 81, 89, 92
Serotonin 15–16, 59, 106–108,

111–113, 143–144, 158, 162–163, 178–179
Sertürner, Friedrich 132
Sesquiterpene 168, 175, 179
Sherry 16, 148
Shiitake-Pilz *(Lentinulus edodes)* 78
Sojabohnen 118
Sojasoße 108, 116–117, 164, 179
Sojawurst 121
Speed 14
Stechapfel *(Datura ssp.)* 25, 83, 105
Steinpilz *(Boletus edulis)* 67, 78–79
Stillen 40
Storm, Theodor 88
Stresshormone 146, 153
Sumpfporst *(Ledum palustre)* 84
Surströmmingen 117–118
Synephrin 109–111

Tabak 64, 94, 142–143, 147
Tetrahydrocannabinol (THC) 86, 167–168
Tetrodotoxin (TTX) 98–105
Teuscher, Eberhard 14
Theobromin 163–165, 179

Theriak 11, 130
TMA 14–16, 62, 178
Toastbrot 109
Tomate *(Lycopersicum esculentum)* 7, 111–113, 179
Tryptamin 7, 59–60, 65–66, 108, 111–114, 118, 144, 163, 179
Tryptophan 59, 65, 117, 161–162
Tschandu *(Rauchopium)* 129, 133
Tuberkulose 35, 96
Türkenmohn *(Papaver orientale)* 126

Vanillin 161
Vanilloidrezeptor 37
Verstopfung 44–46, 129–130
«Vitamin D» 96, 157
Voodoo 104

Wald-Champignon *(Agaricus sylvestris)* 79
Wärmerezeptoren 37
Weihnachtsgebäck 160, 162
Weihrauch *(Boswellia ssp.)* 166–168

Weißmehl 13, 44, 47
Weizen *(Triticum aestivum)* 40, 44–49, 179
Wurst 15–16, 111, 179

Y

Ynglinga-Saga 72

Z

Zichorie *(Cichorium intybus)* 173
Zimt *(Cinnamomum ssp.)* 9, 13, 24, 159–162
Zimtaldehyd 162
Zöliakie 46
Zombies 98, 101, 105
Zweig, Stefan 16–17, 20–21, 25

Zu den Autoren

Andrea Fock wurde 1961 in Hamburg geboren, wo sie Biologie mit dem Schwerpunkt Sekundärstoffwechsel bei Pflanzen und Pharmazeutische Biologie studierte. 1993 landete sie beim NDR-Fernsehen und realisiert dort seitdem zahlreiche Magazinbeiträge (z. B. für den Ratgeber Technik) und Dokumentarfilme im In- und Ausland. Einige Jahre (1997–2001) war sie Redakteurin beim NDR-Naturfilm, um dann ab 2002 wieder als freie Journalistin zu arbeiten. Zwischenzeitlich veröffentlichte sie mit Udo Pollmer *Prost Mahlzeit – krank durch gesunde Ernährung* (1993) und *Liebe geht durch die Nase* (1997). Seit 2009 ist sie Chefredakteurin des EU.L.E.n.-Spiegel.

Jutta Muth ist Diplom-Oecotrophologin und Wissenschaftsjournalistin. Seit 1997 ist sie beim EU.L.E. e.V. tätig – Arbeitsschwerpunkte: Kinderernährung, Geschmacksprägung, Landwirtschaft, Ernährungsökologie und alles, was gängige Lehrmeinungen in Frage stellt. Sie liebt Musik und Bücher, ist gern in der Natur unterwegs und begeistert sich für gutes Essen.

Monika Niehaus, Diplom in Biologie, Promotion in Neuro- und Sinnesphysiologie, ist freiberuflich als Autorin (SF, Krimi, Sachbücher), Journalistin und naturwissenschaftliche Übersetzerin (englisch/französisch) tätig. Mag Katzen, kocht und isst gern in geselliger Runde.

Udo Pollmer, geboren 1954, studierte Lebensmittelchemie an der Universität München. Seit 1981 arbeitet er als selbständiger Wissenschaftsjournalist. Er war Lehrbeauftragter für Haushalts- und Ernährungswissenschaften an der Fachhochschule Fulda sowie an der Universität Oldenburg. Seit 1995 ist er wissenschaftlicher Leiter des Europäischen Instituts für Lebensmittel- und Ernährungswissenschaften e. V. (EU.L.E.) in München. Er ist Autor einer Reihe von Bestsellern, u. a. *Iß und stirb. Chemie in unserer Nahrung* (mit Eva Kapfelsperger) 1992; *Vorsicht Geschmack. Was ist drin in Lebensmitteln?* (mit Cornelia Hoicke, Hans-Ulrich Grimm) 1998, 2000; *Lexikon der populären Ernährungsirrtümer* (mit Susanne Warmuth) 2001; *Food-Design: Panschen erlaubt. Wie unsere Nahrung ihre Unschuld verliert* (mit Monika Niehaus) 2007, 2010; *Wer gesund isst, stirbt früher. Tatsachen und Trugschlüsse über unser Essen* (mit Monika Niehaus) 2008; *Pillen, Pulver, Powerstoffe. Die falschen Versprechen der Nahrungsergänzungsmittel* (mit Susanne Warmuth) 2008; *Wer gesund lebt, ist selber schuld. Was uns die Gesundheitsapostel verschweigen* (mit Monika Niehaus) 2010. Seine Bücher wurden in viele Sprachen übersetzt. Seit 1998 hat Pollmer beim Deutschlandradio eine wöchentliche Sendung («Mahlzeit»).

Lesen macht süchtig

Der Stoff, den Sie gerade in diesem Buch konsumiert haben, wurde vom **Europäischen Institut für Lebensmittel- und Ernährungswissenschaften e.V. (EU.L.E.)** gebraut. Es ist die erweiterte Version einer Ausgabe des **EU.L.E.n-Spiegels,** dem Wissenschaftlichen Informationsdienst des Instituts.

Seit 1995 ist diese Zeitschrift der kritische Begleiter aller, die sich in Fragen der Ernährung und Gesundheit nicht auf die politisch korrekte Propaganda der Medien verlassen wollen.

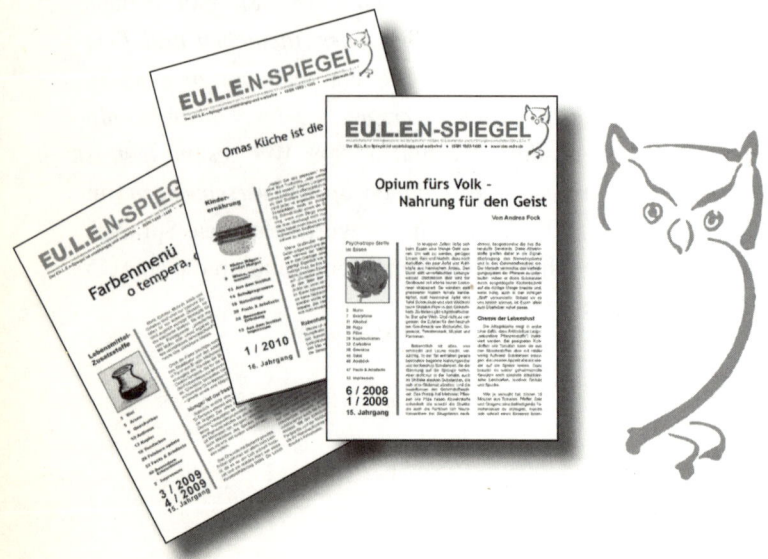

Der EU.L.E.n-Spiegel ist unabhängig und werbefrei.
Es gibt ihn weder am Kiosk noch im Internet-Buchhandel,
sondern nur hier:

Dipl. oec. troph. Jutta Muth
Tel.: +49-(0) 6452-7624, Email: JMuth@das-eule.de
www.das-eule.de